Brigitte Grooten • Elisabeth Buchner

Fibromyalgie

Erfahrungen, Strategien, und Ratgeber zur Selbsthilfe

Brigitte Grooten • Elisabeth Buchner

Fibromyalgie

Erfahrungen, Strategien, und Ratgeber zur Selbsthilfe

FVB

Höhenröthstraße 9
91077 Kleinsendelbach

Für Fragen und Anregungen:
fvb@familienverlag-buchner.de
www.censa.de
www.hormonselbsthilfe.de
Informationen zur Hormonselbsthilfe finden Sie auf Seite 272 bis 273 dieses Buches.

Originalausgabe
1. Auflage 2015
ISBN Print ISBN 978-3-934246-09-6

Autoren: Elisabeth Buchner / Brigitte Grooten / Julia Danisch
Druck: Verlag & Druckerei Steinmeier, 86738 Deiningen
Umschlaggestaltung und Innenlayout: Julia Danisch
Fotografien im Buch: siehe Bildnachweis Seite 291 bis 292
Printed in Germany

Inhaltsverzeichnis

2. Teil - Brigitte Grooten
Mein Leben mit Fibromyalgie

3. Teil - Elisabeth Buchner
Weitere Hilfen bei Fibromyalgie

Literatur, Webtipps und Bezugsadressen

„Willst du etwas wissen,
so frage einen Erfahrenen und keine Gelehrten."

Chinesische Weisheit

Vorwort - Elisabeth Buchner

Sie halten ein Buch in den Händen, das eine lange Geschichte hat. Frau Grooten berichtet im zweiten Teil über ihr Leben mit Fibromyalgie. Sie hat einen langen Leidensweg hinter sich. Indem sie mit ihrer Krankheit in die Öffentlichkeit ging, leistete sie einen Beitrag zur Aufklärung von Fibromyalgie. Sie motivierte uns, ihr geschriebenes Werk in unserem Buchverlag aufzunehmen.
Wenn hier immer wieder von „wir" und „uns" die Rede ist, dann sind jeweils Fachkräfte des Hormonhilfedienstes gemeint. In diesem Netzwerk agieren medizinische Fachkräfte, die neue und natürliche Wege der Hormonregulierung anbieten, Erfahrungen austauschen und Betroffene durch eine eventuelle Hormontherapie mit bioidentischen Hormonen begleiten. In einem Speicheltest werden Geschlechts- und Stresshormone gemessen. Die Hormonselbsthilfe bietet vielen Menschen mit Fibromyalgie eine Anlaufstelle. Da wir uns täglich mit dieser Krankheit auseinandersetzen, war es mir ein Anliegen, den Erfahrungsbericht von Frau Grooten durch unser Wissen und unsere Beobachtungen zu ergänzen. Wir wissen, dass es viele alternative Therapien für Fibromyalgie-Patienten gibt. Mehr über die Hormonselbsthilfe finden Sie auf den Seiten 272 bis 273 dieses Buches.

Frau Grooten und ich haben eine gemeinsame Überzeugung. Wir schöpfen sehr viel Kraft aus unserem Glauben. Unsere Meinung ist es, dass es sich lohnt, auch in und nach schweren Zeiten und bitteren Erfahrungen, uns demjenigen vertrauensvoll zuzuwenden, der unser Leben geschaffen hat. ER möchte, dass uns alle Dinge zum Besten dienen und wir ein reich erfülltes Leben führen. Wir beide haben das auf ganz unterschiedliche Weise erfahren und uns neben allem Fachwissen auch mit den Formen und den Erfahrungen der Heilung im geistlichen Bereich auseinandergesetzt.

Ausdrücklich möchte ich mich bei den beiden Diplom Designerinnen bedanken, die an diesem Buch aktiv beteiligt waren. Die ersten Anfänge prägte Frau Eva Dorsch und etwas später übernahm Frau Julia Danisch nicht nur die grafische Gestaltung des Buches, sondern half auch beim Zusammentragen und Formulieren vieler Informationen. Vielen Dank auch meiner Mitarbeiterin Vera Kwapil, für erste Korrekturen und ergänzende Ideen. Mit Euch Kolleginnen zusammenzuarbeiten und darüber hinaus Leben zu teilen ist einfach klasse.

Das Buch ist keine wissenschaftliche Erörterung, sondern basiert zum größten Teil auf persönlichen Erfahrungen und Beobachtungen. Es soll Hoffnungsträger und Handreichung für Fibromyalgie-Patienten und ihre Begleiter sein. Auf viele Themen wird im Buch detailliert eingegangen, manche Thesen werden nur angeschnitten. Das Buch soll Menschen die an Fibromyalgie erkrankt sind Impulse und Ratschläge geben und dazu anregen weiterzuforschen.

Brigitte Grooten gab ihr erstes Buch 2009 bei einem anderen Verlag heraus. Der zweite Teil dieser Ausgabe beinhaltet in überarbeiteter Form ihre erste Buchausgabe. Frau Grootens Geschichte ist auch für Menschen die nicht an Fibromyalgie leiden interessant, denn ihre Geschichte kann die eines jeden anderen Patienten auf der Suche nach Heilung sein.

Und nun zum Thema Fibromyalgie! Ich wünsche Ihnen viel Freude beim Entdecken von Zusammenhängen und Möglichkeiten zur Selbsthilfe bei dieser oft rätselhaften und unheimlichen Erkrankung.

Ihre Elisabeth Buchner

1. Teil - Elisabeth Buchner
Definition und Ursachen von Fibromyalgie

Erhält man nach langem Suchen die Diagnose, kann das Gefühle der Erleichterung und Bedrohung gleichzeitig auslösen. Erleichterung deshalb, weil das Leiden endlich einen Namen hat und viele Symptome oder Beobachtungen ein sinnvolles Bild ergeben. Patienten mit Fibromyalgie leben oft jahrelang mit undefinierbaren Schmerzen. Sie werden als wehleidige „Mimosen" oder gar als „Hypochonder", Menschen die sich die Beschwerden einbilden, bezeichnet. Sobald die Krankheit einen Namen hat, sind solche Verurteilungen zum Schweigen gebracht. Nach der Diagnose wird der moderne Mensch im Internet nach weiteren Informationen und Erfahrungsberichten suchen. Was bedeutet die Krankheit? Ist Fibromyalgie heilbar? Welche Medikamente oder Hilfen gibt es? Nicht immer decken sich die Aussagen von medizinischem Fachpersonal mit denen von Betroffenen, was auch im Bericht von Frau Grooten erschreckend deutlich geschildert wird. Bevor ihre Geschichte beginnt, sollte erst einmal klar sein was Fibromyalgie genau bedeutet – und was nicht...
In diesem ersten Teil des Buches, Seite 19 bis 73, geht es speziell um die Definition und Ursachen dieser Krankheit. Im dritten Teil, Seite 155 bis 262, werde ich auf die Hilfen bei Fibromyalgie eingehen.

Was ist Fibromyalgie?

Viele Patienten, die oft nach jahrelangen Schmerzen die Diagnose Fibromyalgie erhielten, wurden von ihrer ärztlichen Fachkraft folgendermaßen aufgeklärt:

❶ Die Krankheit ist noch wenig erforscht.
❷ Außer Schmerzmitteln kann man wenig tun.
❸ Es handelt sich um eine unheilbare Erkrankung.
...Oder
❹ Sie sollten einen Psychiater aufsuchen, denn Ihre Beschwerden sind psychosomatisch.

Professor Dr. Dr. med. Johann Bauer würde den Behauptungen von Punkt 1 bis 4 widersprechen. Er dürfte als einer der herausragendsten Spezialisten bezüglich Fibromyalgie zählen. Er hat in seiner langjährigen Operationspraxis als Hand- und Fußchirurg eine sichere Diagnose und ein Operationsverfahren entwickelt, mit dem er Fibromyalgie-Patienten behandelt.

Zu Punkt 1: Antworten auf mögliche Zusammenhänge und Thesen sind reichlich vorhanden und wurden teils widersprüchlich diskutiert.

Zu Punkt 2 und 3: Diese Behauptungen können Erkrankte und Fachkräfte nicht bestätigen. Es gibt viele Therapieansätze, die bei Fibromyalgie einsetzbar und wirksam sind. Es sei jedem Betroffenen geraten, nicht mit der Diagnose Fibromyalgie zu leben, sondern unbeirrt weiterzuforschen. Vielleicht findet sich ja ein Grund für die Beschwerden, den man beseitigen kann.

Zu Punkt 4: Aufgrund von mangelndem Fachwissen werden oft nur die psychosomatischen Beschwerden in den Vordergrund gestellt.

> Nicht alles was als Fibromyalgie bezeichnet wird, entspricht tatsächlich dieser Diagnose. FMS kann leicht mit anderen Krankheiten verwechselt werden.

Durch unsere Arbeit haben wir inzwischen etliche Menschen kennengelernt, bei denen die Krankheit FMS diagnostiziert wurde, die heute jedoch ihr Leben weitgehend oder völlig beschwerdefrei genießen. In vielen Fällen haben diese Patienten nach einer Regulierung mancher Lebensbereiche, der Organ- und Körperfunktionen eine Heilung erfahren. Das erste und oberste Ziel bei dem Verdacht auf Fibromyalgie, muss also eine klare Diagnose sein.

Wie erkennt man Fibromyalgie?

Das Krankheitsbild des Fibromyalgie-Syndroms wurde erstmals 1904 unter dem Namen „Fibrositis" bekannt. Anfang der 1980er Jahre setzte sich nach weiteren Untersuchungen in wissenschaftlichen Publikationen die Bezeichnung Fibromyalgie durch. Der Begriff lässt sich aus den Wortbestandteilen Fibro

TENDERPOINTS

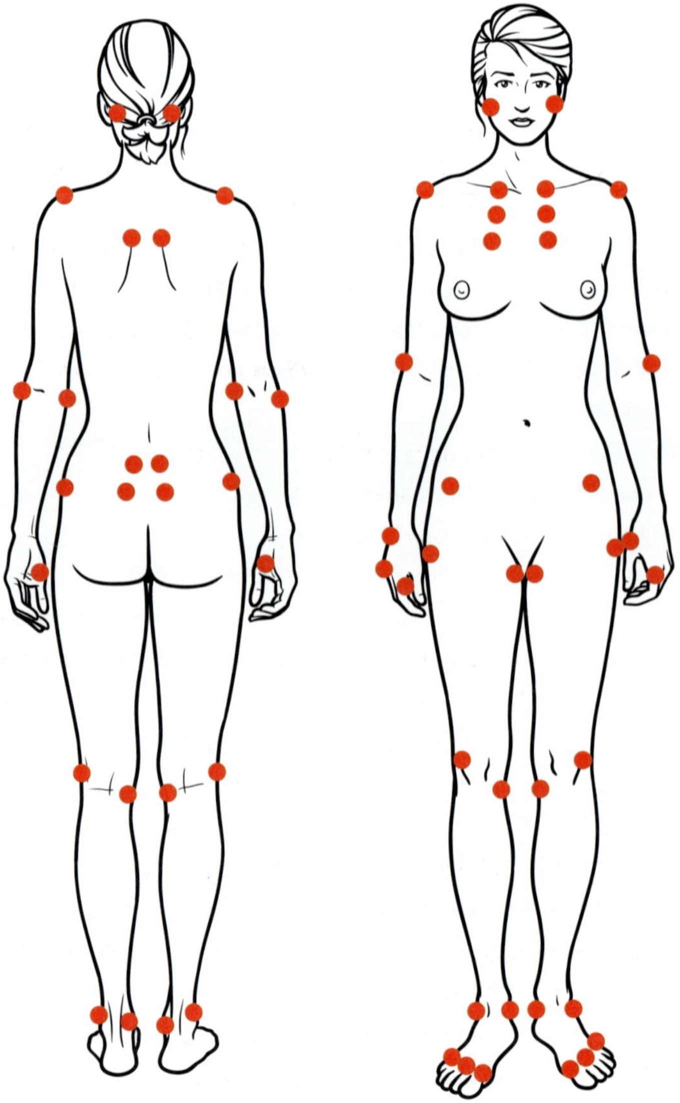

(lateinisch: Fibra = Faser), My (griechisch: Myos = Muskel) und Algie (griechisch: Algos = Schmerz) ableiten und bedeutet im Deutschen soviel wie Faser-Muskel-Schmerz (FMS).

Der im deutschsprachigen Raum häufig als Synonym für Fibromyalgie verwendete Begriff „Weichteilrheumatismus" ist irreführend und falsch. Mit Rheuma hat Fibromyalgie wenig oder nichts zu tun. Seit 1990 ist das Krankheitsbild der Fibromyalgie vom American College of Rheumatology (ACR) offiziell definiert. Folgendes wurde festgelegt: Fibromyalgie (FMS) liegt vor, wenn mehr als drei Monate immer wieder Schmerzen auftreten:

- links und rechts auf beiden Seiten des Körpers
- unterhalb und oberhalb der Taille
- am Achsenskelett (Rücken / Brust)

Diese oben erwähnten ersten Definitionsversuche wurden immer wieder diskutiert. In Deutschland einigten sich daher die Vertreter zahlreicher Fachgesellschaften auf eine Leitlinie, welche 2008 im Rahmen der Arbeitsgemeinschaft der Wissenschaftlichen Medizinischen Fachgesellschaften veröffentlicht wurde:

- Chronische Schmerzen in mehreren Körperregionen
- Steifheits- und Schwellungsgefühl der Hände, Füße und im Gesicht; Müdigkeit, Schlafstörungen und andere vegetative oder psychische Symptome.
- 11 von 18 Tenderpoints (schmerzempfindliche Punkte) können, müssen aber nicht vorhanden sein.

- Wenn Kontrollpunkte, die eigentlich nicht wehtun dürfen, dennoch schmerzen, schließt das ein Fibromyalgie-Syndrom nicht aus.

Noch neueren Datums (2010) wurde folgende Definition durch das American College of Rheumatology festgelegt:

- Wenn die Symptome mindestens 3 Monate bestehen.
- Schmerzhafte Regionen können sein: jeweils linke und/oder rechte Körperhälfte, im Schultergürtel, Oberarm, Oberschenkel, Unterschenkel, oberen und/oder unteren Rücken, Nacken und Bauch oder in Hüfte, Wange und Brust.
- Beim regionalen Schmerzindex wird gezählt, wie viele Regionen an Schulter, Oberarm, Unterarm, Oberschenkel, Unterschenkel, Hüfte, oberer Rücken, unterer Rücken, Wange, Nacken, Bauch und Brust schmerzhaft (positiv) sind. Falls ausgebreitete Schmerzen bestehen (mit einem regionalen Schmerzindex von 7 oder höher) und die Symptomstärke mindestens 5 beträgt. Alternativ können die Schmerzen auch weniger ausgebreitet sein (Indexwert mindestens 5), dafür müssen jedoch heftigere Symptome vorliegen (Symptomstärke mindestens 9).
- Wenn die Beschwerden nicht durch eine andere Erkrankung hervorgerufen wurden.
- Entscheidend ist das Ausmaß der Beschwerden, gemessen anhand einer „Symptomschwere-Skala" von 0 bis 12. Hier wird eingeschätzt, wie ausgeprägt die Beschwerden sind. Unterschieden werden die 4 Symptome Erschöpfung, nicht

erholsamer Schlaf, geistige Beeinträchtigung und körperliche Beschwerden. Keine Beschwerden erhalten 0 Punkte, leichte/wechselnde Beschwerden 1 Punkt, mäßige/häufige Beschwerden 2 Punkte und sehr schwere Beschwerden 3 Punkte.

In der medizinischen Welt wird von einem Fibromyalgie-Syndrom gesprochen. Als Syndrom wird ein gleichzeitiges Vorkommen von mehreren Symptomen (Beschwerden) bezeichnet, deren Zusammenhänge bestenfalls nur andeutungsweise erkennbar sind.

Schmerzhafte Stellen werden als Tenderpoints bezeichnet. Experten der chinesischen Medizin weisen darauf hin, dass die bekannten Akupunkturpunkte und die schmerzhaften Tenderpoints einen Zusammenhang haben. „Tenderpoints" (englisch = empfindliche Stellen) sind spezifische Stellen am Körper, auf die Menschen mit Fibromyalgie beim leichtesten Druck hochempfindlich reagieren. Besonders empfindlich sind Muskel- und Sehnenansätze oder Gelenke. Sie reagieren auf einen Daumendruck von 4 Kilogramm mit einem deutlichen Schmerzreiz. Es sind 18 Schmerzpunkte oder Schmerzregionen definiert, mindestens 11 davon müssen für eine Fibromyalgie-Diagnose reagieren. Diese Druckschmerzen verändern sich nicht dramatisch, sondern bleiben bei Berührung weitgehend konstant. Tenderpoints sind nicht zu verwechseln mit den sogenannten „Triggerpoints" (englisch = Punktstellen, die etwas auslösen oder verursachen). Diese Punkte sind bei verstärktem Druck hauptsächlich an ganz anderen Körperstellen zu spüren – besonders oft im Rückenbereich.
Muskeln mit Triggerpoints fühlen sich tendenziell eher hart oder

fest an. Triggerpoints haben die Eigenschaft, sehr unterschiedlich starke Schmerzzustände auszulösen. Wenn diese spezifischen Stellen behandelt werden, verschwindet der Strahlschmerz mehr und mehr. Man hat dafür einen Krankheitsbegriff geprägt: Das Myofasciale Schmerzsyndrom. Man kann sowohl von FMS als auch von Myofascialem Schmerzsyndrom betroffen sein – aber das ist nicht immer der Fall. Beide Erkrankungen brauchen verschiedene Therapieansätze. Wer hier mehr dazu erfahren möchte, der möge im Web unter Triggerpoints suchen.

Das Hauptsymptom bei FMS sind die dumpfen oder brennenden Schmerzen. Dabei handelt es sich um chronische Schmerzen in mehreren Körperregionen.

Die Behandlung von Triggerpoints sollte von speziell dazu geschulten Fachleuten durchgeführt werden. Ein solcher Therapeut ist darin geschult, die entsprechenden Punkte einzugrenzen und zum selbständigen Fortsetzen der Behandlung anzuleiten. Eine Behandlung sollte Schmerzen rasch und spürbar reduzieren.

Diese Definitionen zur Fibromyalgie klingen sehr nüchtern und spiegeln selten die Not der Patienten wider. Bei Fibromyalgie spielen Schmerzen die Hauptrolle, aber andere Symptome kommen dazu. Symptome sind Alarmsignale unseres Körpers, wenn Hilfe nötig ist. Keiner liebt Schmerzen – aber sie sind eine wichtige „Sprache des Körpers“. Sie signalisieren, dass die körpereigenen

Notfallsysteme am Ende sind. Man kann sich diese Nothilfe wie eine Kettenreaktion vorstellen. Wenn alle Maßnahmen ausgeschöpft sind, aber das Problem noch nicht behoben wurde oder die Kraft am Ende ist, dann macht hoffentlich das Schmerzsignal klar, dass etwas geschehen und anders werden muss. Der Schmerz soll motivieren, die Bedrohung abzuwenden und damit den eigenen Körper zu schützen. Deshalb sind Schmerzen sehr sinnvoll, wenn sie uns auf reale Gefahren aufmerksam machen. Bei Patienten mit Fibromyalgie scheinen Schmerzen aber ständig Alarm zu schlagen, ohne dass eine Ursache erkennbar ist.

Schmerzen wahrnehmen

Unsere Haut ist in der Lage, höchst unterschiedliche Empfindungen wahrzunehmen und über die Nerven an das Gehirn weiterzuleiten. Zwischen 100 000 bis 10 000 000 Sensoren sollen allein in der Haut liegen. Sie produzieren in jeder einzelnen Sekunde eine Unmenge an Informationen. Bei einem gesunden Menschen werden sie zum größten Teil frühzeitig nach Relevanz oder Reaktionsbedürfnis im Gehirn gefiltert. Um Druck, Temperatur oder Verletzungen spüren zu können, sind unzählige sogenannte freie Nervenendigungen, die „Nozizeptoren" (lat. nocere = schaden) in Haut, Gewebe und Organen enthalten, die Gefahren als Schmerzsignale weiterleiten. Diese Nozizeptoren melden nur drohende Schäden (z.B. Kälte, Hitze, Blutstau) oder einen offensichtlichen Schaden (z.B. Entzündung, Fremdkörper, Wunde) und reagieren auf sämtliche Arten von mechanischen oder chemischen Reizen. Normalerweise sind diese Sensoren relativ unempfindlich auf gewohnten Druck, sodass sie erst reagieren, wenn es richtig brenzlig wird. Wären die Nervenendigungen grundsätzlich hochsensibel, müssten wir bereits aufjaulen wenn wir in einen Schuh schlüpfen oder uns auf einen Stuhl setzen. Die Signale der Sensoren werden als nicht gefährlich eingestuft, wenn wir uns beispielsweise in einen Sessel fallen lassen. Hat der Körper jedoch eine Wunde, Zahnschmerzen oder Krämpfe, zeigen die freien Nervenendigungen keinerlei Gewöhnung auf diesen bedrohlichen Reiz, weder bei Tag noch bei Nacht.

QUERSCHNITT DURCH DIE HAUT

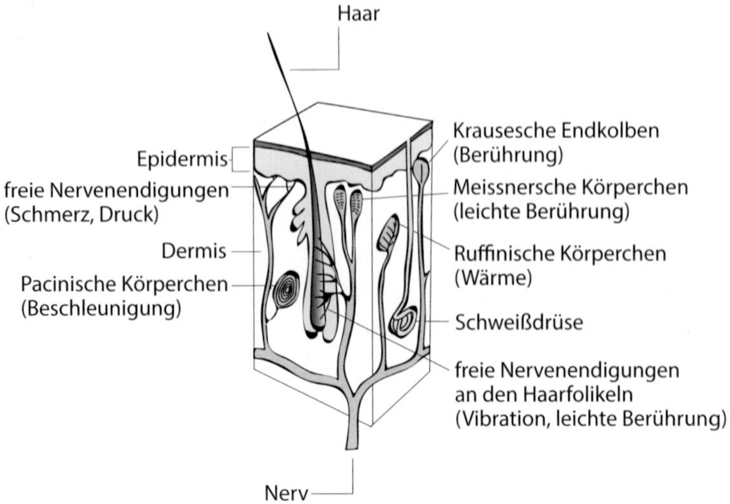

In einem einfachen Experiment konnte man folgenden Unterschied zwischen einem Patienten mit Fibromyalgie und einer gesunden Person feststellen. Der Versuch sollte die erhöhte Sensibilität des Nervensystems von Patienten mit FMS demonstrieren. Beim Test wurde ein leichter, kurzer Hitzereiz auf der Hand einer Person, die nicht an Fibromyalgie litt, verursacht. Die betroffenen Hautstellen reagierten mit einem kurzen Schmerzreiz. Die Hitze bewirkte eine deutliche Reaktion im Gehirn, die mit einer Messung der Gehirnströme (EEG) erfasst wurden. Bei weiteren gleichen Reizen kurz darauf, minimierten sich die Reaktionen im Gehirn der gesunden Testperson relativ rasch. Das Gehirn reagierte in diesen Fällen mit der Einschätzung: „Kenne ich schon, kein Problem, nicht gefährlich". Patienten mit Fibromyalgie reagierten hier anders. Auch bei wiederholten Hitzereizen gab es keinen abschwächenden Wiedererkennungseffekt. Es wurde jedes Mal die gleiche, volle Erregung im Gehirn ausgelöst. Und nicht nur das. Die Reaktion im Gehirn dauerte sogar jedes Mal länger an und der Lernschritt „Nicht gefährlich! Nicht aufregen!" blieb aus.

Eine allgemeine Reizbarkeit der Nerven ist ein weiteres Symptom der Krankheit: Es kommt zu Überempfindlichkeiten der Haut, des Geruchs, der Ohren usw.

Experten diskutieren, ob bei Patienten mit Fibromyalgie eine generelle Störung im zentralen Nervensystem vorliegt, die eine erniedrigte Schmerzschwelle verursacht. Dieser „Betriebsfehler" könnte eine Erklärung dafür sein, warum eine harmlose Kissenschlacht oder liebevolles Knuffen eines Liebespaares plötzlich als „Bedrohungsschmerz" signalisiert wird – vor allem, wenn es sich um ganz spezielle Punkte an Armen, Beinen und Oberkörper handelt, die unnatürlich sensibel reagieren.

Anders als beim Knochenbruch, durch einen Unfall oder eine Wunde verursacht, lassen sich bei der Fibromyalgie nicht alle Symptome auf einen bestimmten Auslöser zurückführen. Bei dieser Krankheit können Schmerzen mit unterschiedlichem Charakter und wechselnder Heftigkeit in verschiedenen Körperregionen auftreten. Dies äußert sich z.B. mit einem ständigen Ziehen, kann sich aber auch bis zu stechenden Schmerzen steigern – besonders in Armen und Beinen.

Bei Fibromyalgie erreichen zu viele Informationen das Gehirn, der Filter scheint zu wenig oder nur zeitweise zu funktionieren. Durch die erhöhte Sensibilität für den Körper kann praktisch jede Körperregion Beschwerden verursachen. In der Folge kommt es zu Funktionsstörungen des vegetativen Nervensystems. Wie ein Dominoeffekt hat dies Auswirkungen auf den gesamten Körper und natürlich auch auf die Psyche.
Da die Informationsverarbeitung im Nervensystem flexibel und anpassungsfähig ist, kann es lange anhaltende, chronische Schmerzen als „normal" abspeichern. Man hat die Schmerzwahrnehmung sozusagen erlernt und festgehalten. Daher behandelt man Schmerzen heute so früh wie möglich.

Geschädigte Nerven in den Gliedmaßen

Es gibt regelrechte Glaubenskriege über Ursachen und Therapieformen zu einzelnen Erkrankungen, wie auch bei Fibromyalgie. Ich will hier keine absoluten Thesen aufstellen, sondern denjenigen „zuhören" die sich intensiv mit Fibromyalgie und deren Behandlungsweisen beschäftigt haben, wie Prof. Bauer.
Prof. Bauer erklärt, dass in einer langen Phase der körperlichen oder psychischen Belastung (z.B. nach Unfall, Mobbing, Dauerkonflikten in Familie, Arbeitsumfeld, bei Existenznöten) extrem viele Stresshormone (Adrenalin und Cortisol) gebildet werden, die mit einer starken Nervenbelastung einhergehen. Bleibt der hohe Stresspegel bestehen, führt das zu einem Schutzmechanismus der Nervenstränge: Diese bilden eine Schutzschicht aus Calciumkristallen, um sich vor den Stresshormonen zu schützen. Diese Calciumkristalle locken Leukozyten an, weil sie vom Immunsystem als Fremdkörper gesehen werden. Die Leukozyten gehen daraufhin fleißig ans Werk und versuchen, diese Kristalle zu fressen. Dies geht mit einer lokalen Entzündung einher. Diese Art von Entzündung kann weder in Bluttests nachgewiesen noch in bildgebenden Verfahren dargestellt werden. Im anschließenden Prozess entsteht zuerst kollagenes Gewebe das mehr und mehr verhärtet, einem festen Narbengewebe ähnlich. Untersucht man betroffenes Gewebe eines Fibromyalgie-Patienten unter dem Mikroskop, dann kann man sowohl die Entzündungen, als auch Kollagenmaterial (Fibrosen) erkennen, die das Muskelgewebe durchdringen.
In histologischen Befunden wurde rechtsmedizinisch bestätigt,

dass im fortgeschrittenen Stadium einer Fibromyalgie Nerven an bestimmten Stellen an Ellbogen und Innenknöchel von Kollagen eingekleidet und von festem Gewebe zusammengedrückt wurde. Diese Nerven erzeugen einen Druckschmerz der an das Gehirn gemeldet und als lokaler Muskel- oder Nervenschmerz wahrgenommen und gespeichert wird. Schmerzsignale können auf weitere Körperbereiche ausstrahlen. Nach Prof. Bauer ist das die einzige Ursache der Fibromyalgie. Deshalb versteht er die Quadrantenoperation an betroffenen Gliedmaßen als einzige Chance, die Schmerzen loszuwerden.
Seine Erfahrung ist, dass entstandene Nervenschäden (und Schmerzen) nach einer Quadrantenoperation heilen können – nach der Freilegung der geschädigten Nerven in 3 bis 40 Monaten, an maximal 4 Körperstellen. Im Bericht von Frau Grooten werden Sie mehr zur Quadrantenoperation erfahren.

Guaifenesin - Ursachenthese nach Dr. Amand

Der amerikanische Arzt Dr. R. Paul St. Amand hat folgende These aufgestellt: Die Ursache für das Fibromyalgie-Syndrom sei ein Gendefekt im Phosphatstoffwechsel. Dieser Defekt führt dazu, dass Betroffene Phosphat nicht korrekt ausscheiden können. Phosphat ist das negativ geladene Ion des Salzes der Phosphorsäure. Zusammen mit Calcium spielt es eine wichtige Rolle im Knochenstoffwechsel und für die Festigkeit der Knochen. Zusätzlich übernimmt es eine Schlüsselrolle im Energiestoffwechsel. Auch in unserem Erbgut ist Phosphat ein wichtiger Baustein. Überschüssiges Phosphat wird über die Nieren ausgeschieden. Dieser Defekt im Phosphatstoffwechsel führt zu Veränderungen und Anlagerungen im Gewebe. Die Ansammlung von Phosphat im Körper blockiert die Energieproduktion auf Zellebene (ATP). Der Körper schützt die lebenswichtigen Organe, indem er das Phosphat in weniger problematische Bereiche des Körpers einlagert. Zuerst in den Knochen, dann in den Muskeln, Sehnen und Bändern. Schmerzhaft wird es besonders, wenn sich diese Phosphatkristalle in den Gelenken verbreiten. Es entstehen Entzündungsprozesse und damit verbunden oft auch Wasseransammlungen. Wenn schädigende Stoffe im Körper für Probleme sorgen, wird Flüssigkeit in der betreffenden Region gebildet, um die störende Substanz zu verdünnen und auf angrenzendes Gewebe zu verteilen. Eine Schwellung erzeugt Druckschmerz – genauso wie die spürbaren Verhärtungen und Verklumpungen im Gewebe von Fibromyalgie-Patienten.

Nach Dr. Amand wird Calcium in Verbindung mit Phosphat in die Zelle eingelagert. Alle Zellen, die von der Fibromyalgie betroffen sind, leiden an einer Überaktivität oder Überfunktion, die ihre normale Funktion übermäßig antreibt. Dr. Amand vermutet, dass u.a. überschüssiges Phosphat zusammen mit Calcium in den Zellen die Energieproduktion behindert und es deshalb zu den vielseitigen Krankheitssymptomen kommt. (Daher der Vorschlag Dr. Amands, Fibromyalgie als „körperlichen Energiemangel" zu bezeichnen.)

Um diesem Überfluss an Phosphat entgegenzuwirken, setzt Dr. Amand eine pflanzliche Substanz ein, die schon seit Jahrhunderten in der Gicht- und Rheumatherapie bekannt ist: Guaifenesin. Mit diesem Wirkstoff soll der Körper überschüssiges Phosphat

besser ausscheiden können – auch die gut verpackten Knubbel werden dadurch im Gewebe abgebaut. Das ist ein längerer Prozess, der therapeutische Begleitung von damit erfahrenen Fachkräften erfordert.
Die Behandlung zeigt typischerweise Verschlimmerungssymptome, die sich zyklisch bemerkbar machen. Guaifenesin verstärkt erst einmal alle bekannten Symptome.
Geht man zu schnell vor, überlastet das den Körper genauso, wie man das von einer Entgiftungskur kennt.

Den ganzen Reinigungsprozess verhindern können Salicylate. Dummerweise sind sie in vielen gesunden Nahrungsmitteln und vielen Pflegeprodukten enthalten. Auch der Verzicht auf Kohlenhydrate jeder Art muss konsequent eingehalten werden. Beides gleichzeitig zu beachten ist so schwer, dass vermutlich die meisten Patienten den Mut verlieren. Unter www.guaifenesin.de finden sich mehr Informationen über dieses Thema.

Erste Anzeichen von Fibromyalgie

Meist beginnt Fibromyalgie entweder mit Beschwerden, die einer Sehnenscheidenentzündung sehr ähneln, die aber früher oder später zu „banalen" Rücken- oder Nackenschmerzen führen. Am Anfang stehen auch oft unspezifische Befunde wie Abgeschlagenheit, Schlafstörungen oder Magen-Darm-Beschwerden im Vordergrund. Diese Beschwerden sind anfänglich nur zu bestimmten Zeiten vorhanden, beispielsweise nach körperlicher Überlastung, bei Infekten und entsprechender Medikation, nach einigen schlaflosen Nächten oder im Winter. Die Schmerzen kommen und verschwinden wieder – ohne dass man sie irgendwie zuordnen kann. In der Phase 1 der Erkrankung ist meistens erst einmal eine Seite des Oberkörpers betroffen. Bei Rechtshändern der rechte Arm und bei Linkshändern der linke Arm.

> Morgens klagen Patienten häufig über ausgeprägte Steifheit der Gelenke. Oft treten Schwellungen im Bereich von Augen, Füßen, im Gesicht und an den Fingern auf.

Mit der Zeit treten die Schmerzen öfter, schubweise und verstärkt auf. Das kann ein paar Tage oder ein paar Wochen dauern. Zwischen diesen Schüben sind die Betroffenen zunächst immer wieder fast schmerzfrei. Die Schmerzen treten also anfänglich nur zeitlich begrenzt auf. In der Regel verschlechtert sich die Krankheit nicht kontinuierlich. Kälte, Nässe oder körperliche und seelische Belastungen sowie Infekte, können zur Verschlimmerung führen. Die Schmerzphasen werden aber immer länger und im Laufe der Zeit kommen andere Schmerzen auch auf der gegenüberliegenden Körperhälfte hinzu (Phase 2). Diese sind typischerweise an Rücken, Schulter, Nacken, Knie-, Hüft-, Ellenbogen- und Handgelenken spürbar. Das derzeitige Verständnis läuft darauf hinaus, dass es durch den Dauerschmerz zu einer Senkung der natürlichen Schmerzschwelle kommt. Zudem lösen Schmerzen bei Muskeln und Sehnen Verspannungen aus, die als ausstrahlende Schmerzen wahrgenommen werden.

Dadurch summiert sich das Schmerzempfinden, der Schmerz breitet sich aus! Die Bereiche der Haut, Muskulatur und Gelenke werden als immer druckempfindlicher empfunden. Der Körper ist zunehmend gestresst, was u.a. den Nährstoffhaushalt und das Hormongleichgewicht verändert. Die Beschwerden nehmen an Heftigkeit und Vielfalt zu. Frieren, Schwitzen, Blasen- und Magendarmbeschwerden gehören abwechselnd oder parallel zum Alltag.

Später werden auch andere Sinnesorgane überempfindlich. Wenn ein Fibromyalgie-Syndrom fortschreitet, kommt es meist zu einer zunehmenden Reizempfindlichkeit. Am häufigsten zu beobachten ist die Lärmempfindlichkeit, z.B. wenn mehrere Personen gleichzeitig sprechen, Stadtlärm oder laute Musik vorherrscht. Auch Tinnitus kann auftreten. Extreme Licht- und Geruchsempfindlichkeit sind keine Seltenheit. Die „Mimosenvorwürfe" von Angehörigen und Arbeitskollegen häufen sich.

Bei Fibromyalgie können praktisch alle Regulationen des Körpers beeinträchtigt sein. Es ist keineswegs immer die Fibromyalgie an allen auftretenden Symptomen direkt beteiligt, aber oft indirekt. Wir sind ein ganzheitlich funktionierendes Geschöpf, in dem alle Organe und Funktionen aufeinander reagieren und voneinander abhängig sind. Es gibt selten nur eine „Baustelle" im Körper, die beeinträchtigt ist. Betroffen sind u.a.: Bewegung, Schlaf, Atmung, Herzkreislauf, Ausscheidung, Stoffwechsel und Sexualität.

Viele Patienten die an Fibromyalgie leiden klagen häufig über:

- Bauchschmerzen
- Sodbrennen
- Druckgefühl
- Verdauungsprobleme
- Reizmagen- oder Reizdarmsyndrom
- Übelkeit, Erbrechen
- Schluckbeschwerden
- Atemnot
- Unregelmäßigen Herzschlag
- Reizblase
- Unerklärliche Unterleibsschmerzen
- Chronische Schmerzen im Muskel- und Bindegewebe
- Kopf- und Gesichtsschmerzen
- Zahn- und Kieferschmerzen
- Weiße oder bläuliche Verfärbung der Finger oder Zehen
- Tinnitus
- Wechselnde Sehschärfe, trockene Augen
- Trockene Schleimhäute
- Chronische Müdigkeit durch Schlafmangel
- Taubheitsgefühl und Kribbeln in Armen und Beinen
- Angeschwollene Füße und Sprunggelenke
- Morgensteifheit
- Gelenknahe Schmerzen fast immer an der Wirbelsäule, oft an Schultern, Ellbogen, Händen, Knien und Sprunggelenken
- Spannungskopfschmerzen
- Ziehende Kopfschmerzen bis unter die Schädeldecke

- Extreme Wärme- oder/ und Kälteempfindlichkeit
- Überempfindlichkeit auf Zugluft
- Verspannungen im Nacken und Rücken
- Schlafstörungen (90 %)
- Kloßgefühl im Hals
- Häufiger Harndrang und Schmerzen beim Wasserlassen ohne Harnwegsinfekt (insbesondere Frauen)
- Muskelverspannung und Krämpfe
- Antriebsmangel
- Vermehrtes Schwitzen
- Herzjagen

Viele Patienten haben keine Einschlafstörungen, jedoch reißen häufige Muskelverspannungen, Krämpfe und andere Symptome die Betroffenen aus dem Tiefschlaf. Erschöpfung, chronische Müdigkeit und starke Leistungseinbußen sind nachvollziehbar, wenn dem Körper die nächtliche Erholung fehlt. Oft wird dann von einer „psychosomatischen Störung" geredet, da Dauerbeschwerden und Schmerzen verständlicherweise auf die Seele schlagen und den Betroffenen zutiefst frustrieren. Ebenso sind viele Fibromyalgie-Patienten anfällig für Allergien. Ebenfalls häufig tritt ein Karpaltunnelsyndrom auf. Hierbei handelt es sich um die Einengung eines Nervs im Bereich des Handgelenkes.

Meist treten nicht alle Symptome gleichzeitig auf. An manchen Tagen ist das Leiden ausgeprägter und an manchen wieder einigermaßen erträglich. Es gibt sogar Phasen, in denen sich Fibromyalgie-Patienten kerngesund fühlen. Das schriftliche

Festhalten der Symptome in einer Beobachtungstabelle kann hier sehr hilfreich sein. Dadurch lässt sich eine eventuelle Rhythmik oder eine Ursache für den Schmerzschub erkennen.

Fibromyalgie hat demnach viele Gesichter. Den typischen FMS-Patienten gibt es nicht. Fairerweise muss man hier erwähnen, dass bei allen „Syndrom-Krankheiten" Symptome hinzugefügt werden, die eigentlich andere Ursachen haben. Das ist bei FMS-Patienten sehr häufig der Fall. Daraus ergeben sich unglaubliche Fehlbehandlungen mit entsprechenden Nebenwirkungen oder Langzeitfolgen. Manchmal sind wir von der Hormonselbsthilfe tief betroffen, wenn wir die notvollen Schicksale in Form von Fragebögen, Tests und folgenden Verordnungen vor uns sehen. Was heute im Namen der Medizin geschieht, kann sehr hilfreich sein – aber auch sehr zerstörerisch, wie bei Frau Grooten.

> Viele FMS-Patienten leiden an Spannungskopfschmerzen. Häufig ziehen diese vom Nacken kommend über den Kopf nach vorne, oft in die Augen-/Schläfenpartie.

Bis sich das Vollbild der Fibromyalgie-Erkrankung herausgebildet hat (Phase 3 und 4 auf beide Körperhälften verteilt), dauert es durchschnittlich sieben bis acht Jahre. Diese Zeit weist meist von vielen Arztbesuchen und unzähligen Therapien geprägt – ohne dass eine wesentliche Besserung eintritt.

Fehldiagnosen bei unerkannter Fibromyalgie

Viele Arztbesuche bei Fibromyalgie bleiben oft ohne sachgemäßen Befund. Bei FMS können die Organe gut funktionieren. Viele Labor- und Röntgenergebnisse sind unauffällig. Entzündungen sind nur selten nachweisbar. Es gibt oft keinen eindeutigen Nachweis eines Immundefekts. Die Antikörperwerte zu messen, wäre ein weiterer Schritt. Fibromyalgie kann leicht mit anderen Krankheiten verwechselt werden, wie z.B. mit Polymyalgia rheumatica, Muskelentzündungen, rheumatoider Arthritis, Erkrankungen des Bindegewebes, Sjögren-Syndrom, Lupus erythematodes, Polymyositis, Dermatomyositis, Borreliose oder Hypophyseninsuffizienz u.a... Es ist nachvollziehbar, wenn der Psychiater von einer somatoformen Schmerzstörung oder von Folgen eines Burn-out spricht, der Rheumatologe von Rheuma, der Gynäkologe von Endometriose, der Magendarmspezialist vom Reizdarm, der Orthopäde von unspezifischen Rückenschmerzen, der Neurologe vom chronischen Spannungskopfschmerz, der Urologe von der Reizblase usw. Und so kann es zu einer beängstigenden Sammlung schwerer Diagnosen kommen, die man nicht mit der Ursache Fibromyalgie in Verbindung bringt, wie es bei Frau Grooten der Fall war.

Früher wurde FMS häufig als Weichteil-Rheumatismus bezeichnet. Das ist mit ein Grund, dass bis heute hauptsächlich Rheumatologen als „richtige" Facharztadresse empfohlen werden. Doch nicht jeder Rheumatologe hat ein Grundverständnis vom Unterschied verschiedener Rheumaformen und Fibromyalgie.

Das heißt nicht, dass ein Rheumatologe keine gute Hilfe sein kann. Die Gefahr besteht, dass Fibromyalgie mit Rheuma verwechselt wird. Daher sollte man hier wachsam sein. Ein Rheumatologe oder eine spezialisierte Diagnoseklinik könnte die genannten Erkrankungen von einer Fibromyalgie unterscheiden.

Erst in den letzten Jahren wurde Fibromyalgie als eigenständige Krankheit anerkannt, was leider noch nicht allzu bekannt ist.

Häufigkeit in Deutschland

Man geht davon aus, dass derzeit in Deutschland zwischen 1 bis 3 % der Bevölkerung von Fibromyalgie betroffen sind. Das sind etwa 1,6 bis 2,4 Millionen Menschen. Die meisten Betroffenen sind Frauen. Wahrscheinlich leiden auch viele Männer darunter. Aber es ist zu vermuten, dass Ärzte beim männlichen Geschlecht weniger an diese „Frauenkrankheit" denken.
Meistens liegt das Alter der Erstdiagnose zwischen 40 und 55 Jahren, aber es können auch Kinder und Senioren betroffen sein.

Fibromyalgie und Hormonzusammenhänge

Inzwischen zeigen Statistiken unserer großen Datenbank der Hormonselbsthilfe typische Hormonkonstellationen von mehreren hundert Patienten mit Fibromyalgie. Um Schmerzen bewältigen zu können, ist auch die Hormonregulierung wichtig. Auch Nährstoffe spielen hier eine Rolle. Daher geht es in diesem Buch nicht nur speziell um Medikamente oder Therapien, sondern

auch um Möglichkeiten, die körpereigene Regulierungsfähigkeit wieder herzustellen.
Nach unserer Beobachtung gibt es keinen FMS-Patienten, der nicht von massiven Hormonstörungen betroffen ist. Oft kann man nicht klar erkennen, was zuerst da war – die Fibromyalgie-Erkrankung oder die Hormonstörung. Beide Reihenfolgen sind theoretisch denkbar. Das heißt nicht, dass eine Hormonstörung die eigentliche Ursache der Fibromyalgie darstellt. Eine Hormonregulierung allein wird Fibromyalgie nicht heilen. Das heißt aber auch nicht, dass eine Hormonregulierung bei tatsächlichen FMS-Patienten unnötig sei. Ein gravierender Hormonmangel oder -überschuss kann den Körper so anfällig machen, dass chronischen Erkrankungen Tür und Tor geöffnet sind. Umgekehrt kann eine Fibromyalgie mit gravierenden Schmerzschüben den Körper hormonell beeinträchtigen. Das ist im Speichel und teilweise im Blut nachweisbar.

Alle Hormon- und Nährstoffbereiche die das Hormonsystem unterstützen wären hier zu untersuchen. Dazu gehören Hormone die auf das Immunsystem und unser „Nervenkostüm" Einfluss haben, wie DHEA, Cortisol, Progesteron. Indirekt haben auch Testosteron, Estradiol und Estriol eine Bedeutung für die immunologische Abwehrkraft.

Im Hormonsystem geht es immer um das Gleichgewicht aller Hormone. Dies kann man sich wie ein weit verzweigtes Mobile vorstellen. Jede Verschiebung betrifft immer mehrere Bereiche. Bei den Tests sehen wir anhand der Statistiken, dass bei fortgeschrittener Fibromyalgie das Cortisol, Progesteron und DHEA (ohne Substitution) fast immer in der Unterversorgung ist. Die Schilddrüse kann mit heftigen Hormonschwankungen eine weitere Hauptrolle spielen.

Durch Speichel- oder Blutproben werden Hormone gemessen und mit bioidentischen Hormoncremes, Pflanzenwirkstoffen oder gezielter Ernährung ausgeglichen. Man muss sich nicht darüber wundern, wenn allein dadurch angebliche „Fibromyalgie-Symptome" verschwinden – also bei falsch diagnostizierten FMS-Patienten.
Viele Frauen mit Fibromyalgie berichten, dass ihre Beschwerden bereits in der Prämenopause begannen, aber seit Beginn der Wechseljahre eskalierten. Hierfür kann es folgende Gründe geben: Die Hormonausschüttung unseres Körpers hat einen „Fahrplan", der in der Nacht anders aussieht als am Tag. Bei Frauen kommt eine faszinierende zyklische Rhythmik dazu, die nur wenigen bewusst ist. Bestimmte Hormone brauchen ein ausgeglichenes Verhältnis – besonders das Estradiol zum Testosteron und Progesteron. Die Jahre vor und während den Wechseljahren sind geprägt von der hormonellen Umstellung im weiblichen Körper. Hierfür gibt es keinen festen Zeitpunkt. Normalerweise startet dieser Prozess um das 40. bis 45. Lebensjahr (Prämenopause) und die Wechseljahre circa ab dem 48. Lebensjahr – bei der einen Frau etwas früher, bei der anderen etwas später. Die letzte Blutung heißt Menopause. Ob es tatsächlich die letzte war, weiß man erst zwei Jahre danach. Diese zwei Jahre (circa) nach der Menopause zählt man noch zu den Wechseljahren.

Meistens liegt das Alter der Erstdiagnose zwischen 40 und 55 Jahren. Warum eskalieren die Beschwerden oft mit dem Beginn der Wechseljahre? Welche Faktoren sind für diese Zeitspanne typisch?

❶ Die Prämenopause ist gekennzeichnet von einer weniger werdenden Hormonversorgung. Die Menstruation kommt zwar noch regelmäßig, aber nicht in jedem Zyklus erfolgt ein Eisprung. In den Wechseljahren werden Eisprünge seltener, hin und wieder bleibt die Regel aus – bis sie mit ca. 50 bis 54 Jahren ganz ausbleibt. Der Körper muss bereits in der Prämenopause mit einer abnehmenden Hormonversorgung zurechtkommen - speziell mit einer Abnahme von Estradiol und Progesteron.

❷ Die Großelterngeneration bedarf mehr Pflege, die jugendlichen Kinder werden zeitweise zum Dauerproblem, im Berufsleben rückt die jüngere Generation nach usw... Diese Ballung von Stress überlastet oft nicht nur die Nebennieren dieser Altersgruppe sondern zunehmend den gesamten Körper und die Psyche.

❸ Der Kinderwunsch ist meist abgeschlossen und Frauen entschließen sich umso bereitwilliger für endgültige oder dauerhafte Verhütungsmethoden: Pille, Hormonspirale, Sterilisation und Hysterektomie (Gebärmutterentfernung). Letzteres besonders gern bei extremen Regelblutungen – was leicht auch anders zu lösen wäre. Irgendwann kommt für diese Maßnahmen die eigentliche „Rechnung", in Form von hormonellen Spätfolgen. Zu diesen Spätfolgen gehören Schilddrüsen- und Gallenstörungen, psychische Entgleisungen, rheumatische Schmerzen, Migräne, Stoffwechselstörungen und manchmal auch Diabetes Typ 2 – um nur einiges zu nennen. Überfordern uns Belastungen körperlich, nervlich oder seelisch, dann ist der Körper gezwungen irgendwann „die Notbremse" zu ziehen. Wie diese „Notbremse" aussieht, ist bei jedem Betroffenen unterschiedlich: Dem einem schlägt zu viel Stress auf den Magen, ein anderer bekommt Herpes oder Augenflattern... Ob extreme Stressphasen auch zum Auslöser der Beschwerden werden können? Das würde in besonderer Weise die Stresshormone betreffen. Diese Lebensphase ist stressig und Stress zählt zu den Hauptauslösern bei Fibromyalgie.

> So unterschiedlich die Symptomatik ist, man hat als FMS-Patient immer mit einem höherem Stresspotential und einer starken Reizüberflutung zu kämpfen.

Fibromyalgie durch Stress begünstigt

Stressphasen fordern uns über unsere natürlichen Grenzen hinweg heraus. Kurzfristig ist das selten ein Problem – aber je länger diese Phasen andauern, umso schneller kommt unsere Kraft an eine Grenze. Lebenskrisen, wie der Tod eines Partners oder von nahen Angehörigen, der Verlust des Arbeitsplatzes, Überarbeitung, Beziehungsnöte, Schmerzen, finanzielle Probleme oder Stress in den Wechseljahren können uns den „Boden unter den

Füßen wegziehen".
Auch schöne Ereignisse, wie die Geburt eines Kindes, werden durch die damit verbundene Anforderung zur Belastung. Solange die Stressphase anhält, geht es den Betroffenen überraschenderweise noch vergleichsweise gut. Sie fühlen sich zwar bis an die Grenze gefordert, nehmen das aber kaum wahr. Das Gespür für den eigenen Körper ist in diesen Situationen oft wie ausgeblendet, weil uns die Stresshormone unempfindlicher machen.

Doch irgendwann können die Nebennieren einer dauerhaften Überforderung nicht mehr gerecht werden. Jeder Mensch besitzt zwei Nebennieren. Die Nebennieren liegen am oberen Ende der Nieren. Dieses Organ ist etwa 3 Zentimeter lang und 1,5 Zentimeter breit und wiegt 5-15 Gramm. Die Nebenniere ist umgeben von einer Kapsel und besteht aus der außen liegenden Nebennierenrinde und dem inneren Nebennierenmark. Die Nebennierenrinde produziert viele verschiedene Steroidhormone. Man unterscheidet 3 Hauptgruppen: Cortisol (Glukokortikoid), Aldosteron, Androgene.
Eine Überlastung der Nebennieren führt langfristig zu einer sogenannten Nebennierenschwäche und danach zur Nebennierenerschöpfung. Dadurch fehlen dem Körper weitgehend diejenigen Hormone, die ihn normalerweise „auf Trab halten". Die Betroffenen fühlen sich in solchen Phasen nicht nur vollkommen erschöpft, sondern leiden auch oftmals unter Schlafstörungen, Appetitlosigkeit und Ängsten. Die neue Situation ist wie das negative Spiegelbild der vorherigen Situation. Die anfänglich erhöhte Leistungsfähigkeit, ist wie weggeblasen. Es ändern sich

Reaktionsfähigkeit und Wahrnehmung. Die Betroffenen sind zunehmend überempfindlich gegen Lärm, Licht und Geruch. Auch die Körperempfindung ändert sich: Gelenke, Muskeln, Sehnen und innere Organe bereiten schwer definierbare Schmerzen. Wurden in der akuten Stressphase nur spezifische Sinneswahrnehmungen gezielt verarbeitet, so werden in der Phase eines Zusammenbruchs die meisten Reize undifferenziert an das Zentralnervensystem weitergeleitet. Oft geht der Stress soweit, bis „das Fass früher oder später überläuft". Die betroffenen Personen entwickeln eine für Angehörige anstrengende „Dünnhäutigkeit" und betteln um Nachsicht ihrer „schwachen Nerven".

Schonung und Vermeidung von Stress ist eine mögliche Reaktion, kurzfristig mit der gesteigerten Sensibilität umzugehen. Doch bei Fibromyalgie-Betroffenen ist das anders. Die Probleme bei FMS-Patienten nehmen zu und werden allein durch Schonung nicht gelöst. Es gibt den Vergleich mit dem Märchen „Die Prinzessin auf der Erbse". Diese wollte sich mit Hilfe vieler Matratzen gegen ihre gesteigerte Sensibilität schützen. Solange sie genügend Schutz vor den Außenreizen (der Erbse) hatte, war ihr Schlaf kaum gestört. Der Nachteil war, dass die gesteigerte Sensibilität nicht nachließ. Die Prinzessin brauchte im Laufe der Zeit immer mehr Matratzen, bis sie irgendwann an der Zimmerdecke anstieß. Sie suchte erst dann nach einer anderen Lösung, als der Raum zwischen Matratze und Decke zu eng geworden war.

Es gibt andere Lösungen als dieses „Prinzip der Schonung". Dazu mehr im 3. Teil, Hilfen bei Fibromyalgie.

Cortisolmangel

Eine erniedrigte Ausschüttung von Serotonin, Neurotransmittern (wie die Substanz P), Somatotropin oder Cortisol gilt, laut Wikipedia, als mögliche Ursachen für eine Fibromyalgie. Da Cortisol eine so herausragende Bedeutung für die Stressbewältigung hat, werde ich näher darauf eingehen.

Studien des NIAMS (ein Zweig vom „National Institute of Arthritis and Muscoskeletal and Skin-Deseases") bestätigen die des Hormonselbsthilfe-Netzwerks. Bei Patienten mit Fibromyalgie sehen wir in den allermeisten Fällen einen auffallend niedrigen Cortisolspiegel. Cortisol ist ein körpereigenes Hormon, das in der Nebennierenrinde gebildet wird. Es ist an vielen

CORTISOLAUSSCHÜTTUNG IM TAGESVERLAUF

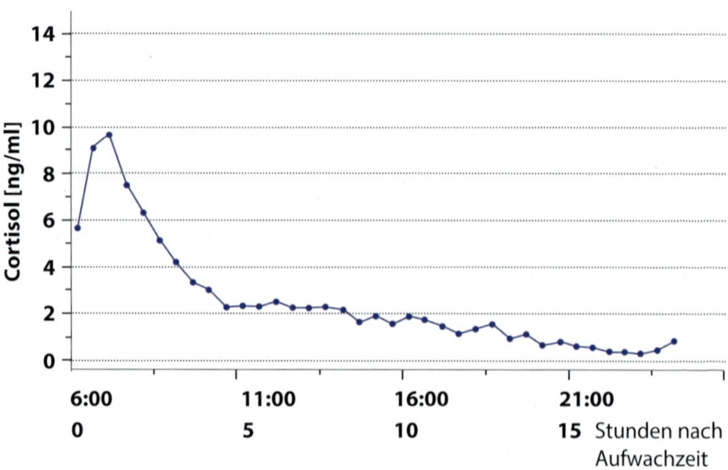

Stoffwechselvorgängen beteiligt und wird bei Stress vermehrt freigesetzt. Es wird deshalb auch als Stresshormon bezeichnet. Cortisol ist ein (über-)lebenswichtiges Hormon, das in Stressphasen vermehrt in den Nebennieren gebildet und ausgeschüttet wird. Dieses Hormon hat unter anderem Einfluss auf den Blutzucker, den Fettstoffwechsel, es verzögert die Wasserausscheidung und wirkt entzündungshemmend. Bei Gefahr sind wir wacher, konzentrierter, können besser fokussieren und sind einfach auch mutiger. Ist Cortisol zu reichlich vorhanden, halten wir Stress besser durch – vorübergehend auch bei erhöhter Belastung. In Kampfzeiten brauchen wir mehr Cortisol, Adrenalin und Testosteron. Das Schmerzempfinden sinkt deutlich. Im Extrem: In Schocksituationen nehmen wir selbst schlimmste Verletzungen vorübergehend kaum wahr. Manchmal staunen wir im Nachhinein über das, was wir in Gefahr oder Notsituationen geleistet oder ausgehalten haben.
Reicht aber die Cortisolversorgung nicht aus (z.B. bei Nebennierenschwäche oder -erschöpfung), wird das der Körper früher oder später mit Entzündungsbereitschaft und einer geringeren Schmerzempfindlichkeit signalisieren.

Zusammenfassend ist es wichtig zu wissen, dass beide Extreme (dauerhaft zu viel oder zu wenig Cortisol), dem Körper schaden und bei Fibromyalgie wahrscheinlich eine große Rolle spielen. Verschiedene Krankheiten, Dauerstress oder die Einnahme von Kortisonpräparaten beeinflussen die Cortisolausschüttung erheblich. In mehreren Forschungsarbeiten (in Brightham, in der Frauenklinik Boston, in Massachusetts und an der University of

Michigan Center in Ann Arbor), wurden bei Menschen mit typischen Symptomen der Fibromyalgie auffallend niedrige Cortisolwerte festgestellt. Sind demnach schwache, erschöpfte Nebennieren mit Cortisolmangel ein begünstigender Faktor für die teils furchtbaren Schmerzen? Nun, das Cortisol allein ist es sicher nicht. Nicht alle Personen mit einem niedrigen Cortisolspiegel klagen über Fibromyalgie-Schmerzen. Aber ein niedriger Cortisolspiegel gehört sicherlich zu den möglichen Verstärkern, die den Krankheitsverlauf beeinflussen.

Man kann die Cortisolkonzentration im Blutserum, im Urin oder zeitpunktgenau im Speichel messen. Ein Speicheltest kann ganz einfach von zu Hause aus durchführt werden. Eventueller Cortisolmangel kann mit einer Creme ausgeglichen werden. Cortisol ist zu verschiedenen Tageszeiten in unterschiedlichen Mengen im Blut und Speichel vorhanden, wobei die Konzentration etwa 1,5 – 2,5 Stunden nach dem Aufstehen am höchsten ist, während es nach Mitternacht, im Tiefschlaf, seinen Tiefpunkt erreicht.

DHEA-Mangel schwächt die Immunabwehr

Als weiteres Hormon spielt das DHEA (Dehydroepiandrosteron) eine besondere Rolle in unserem Immunsystem. Der Körper stellt es reichlich und hauptsächlich in den Nebennieren her. Je weniger es zur Verfügung steht, umso anfälliger wird der Mensch für Allergien, Infekte, Entzündungen, Autoimmunerkrankungen oder eben Fibromyalgie. Zu den Besonderheiten dieses Hormons gehört es, dass es von Natur aus zu beachtlichen Mengen im

Körper ansteigen kann, wenn Bakterien oder Viren unser Leben beeinflussen. Die Werte bei einem gesunden, leistungsfähigen Menschen liegen bei etwa 200 – 220 pg/ml im Speicheltest. Bei einer Infektion oder Autoimmunstörung sollten es mindestens 600(+) pg/ml sein. Im Fall einer akuten Borreliose kann das DHEA sogar über die Messgrenze von 1440pg/ml steigen. Solange das DHEA reichlich zur Verfügung steht, hat der Körper eine der wichtigsten Waffen gegen gravierende Erkrankungen in der Hand. Bei FMS-Erkrankten wäre demnach der Zielbereich gesunder Menschen viel zu niedrig. Für Fibromyalige-Patienten wäre es sehr wichtig, das DHEA zu kontrollieren und im Falle eines Mangels zu unterstützen.

In unserer deutschen Leitlinienmedizin ist DHEA ein unbekanntes und ignoriertes Hormon. In normalen Apotheken gibt es kein offiziell zugelassenes Medikament mit diesem Wirkstoff. Trotzdem gibt es Apotheken, die Salben oder Kapseln mit körperidentischen DHEA (über Rezept) anbieten. DHEA ist im Bereich der Anti-Aging-Medizin bekannt und wird dort als „Jungbrunnenhormon“ bezeichnet. Dort wird es höher dosiert, als es in den meisten Fällen sinnvoll wäre. In den USA, Kanada und manch anderen Ländern ist DHEA in Drogeriemärkten oder „Wellness-Shops“, sogar ohne Rezept, zu haben!

Hormonmissbrauch

Tiefgreifende, hormonelle Manipulation zum Zweck der Empfängnisregelung verhindert das natürliche Hormongleich-

gewicht. Eine „bequeme Verhütung" fordert oft einen hohen Preis. Anstelle der nicht patentierbaren, natürlichen Hormone wird unsere moderne Hormontherapie durch körperfremde Hormonarten bestimmt. Sie sind für Firmen lukrativer, weil sie durch den Patentschutz mehr Geld bringen. Man kann heute solche Hormonpräparate für die Empfängnisregelung, die Tierzucht und Tiermast, für Düngemittel, Reinigungsprodukte und Weichmacher einsetzen. Diese kraftvollen Moleküle haben eine unerschöpfliche Vielfalt an Manipulationsmöglichkeiten. Wenn wir aber Menschen, Tiere und Pflanzen in ihrer geschaffenen Genialität wesentlich verändern, kann das Folgen haben. Von möglichen Langzeit- oder Spätfolgen will niemand etwas wissen, solange es heute Umsatz bringt.
Mit der Einnahme von synthetischen Hormonderivaten ist es möglich, das hochsensible, körpereigene Hormongleichgewicht massiv zu stören und durcheinanderzubringen. Bei der Anwendung von synthetisch veränderten Hormonen werden die Empfängerzellen „überlistet" und der Körper wird regelrecht gezwungen, seine eigene Hormonsteuerung zu verändern. Die körperfremden Hormone haben eine teilweise andere oder sogar gegensätzliche Wirkung, als die körpereigenen Hormonarten. Sie kennen und fürchten vermutlich Computerviren. So in etwa können Sie sich die Wirkung von veränderten Hormonen im Körper vorstellen. Zu den körperfremden Hormonen gehören die Wirkstoffe von Antibabypillen, Hormonring, Hormonstäbchen, manche Hormonpflaster und die Hormonspirale.
Körperfremde Hormone sind übrigens nicht messbar – weder im Blut noch im Speichel.

Xenohormone können das Hormongleichgewicht verändern. In unserem Land ist das Angebot für Xenohormone groß. Niemand hinterfragt oder überprüft es. Die weibliche Bevölkerung wird mit künstlichen Hormonen überschüttet. Stellen Sie sich mal vor, wir würden das in gleicher Weise mit Insulin oder Schilddrüsenhormonen machen! Sind wir Frauen uns darüber bewusst? Selbst wenn ein körperfremdes Pillenhormon nicht als direkte Ursache für die Fibromyalgie zu brandmarken ist – es hat auf die Widerstandskraft und normalen Körperfunktionen erheblichen Einfluss. Daher sollten es sich Patienten mit Fibromyalgie nicht nur zweimal überlegen, ob sie ihrem Körper diese zusätzliche Belastung zumuten wollen. Wir empfehlen es nicht. Es gibt auch andere Methoden, z.B. die natürliche Empfängnisverhütung. Links zu diesen Themen finden Sie unter Webtipps und Bezugsadressen. Ein Buchtipp dazu ist auch „Wenn Körper und Gefühle Achterbahn spielen" indem ich mich mit diesem Thema beschäftigt habe. (Vorstellung dieses Buches auf Seite 265).

Inzwischen sind jedoch die bioidentischen Hormone auf dem deutschen Markt nicht mehr wegzudenken. Viele Hormonbeschwerden (bei Kindern, Frauen, Männern und Senioren gleichermaßen) lassen sich mit Pflanzenwirkstoffen, gezielter Ernährung und manchmal zusätzlich fein dosierten Hormoncremes therapieren. Sie gehören zur „ganzheitlichen Medizin", „regulativen Medizin" oder auch „biologischen Medizin" dazu. Ziel ist es, die Ursachen und Hormonmängel zu beseitigen und nicht nur Symptome zu unterdrücken. Dem Körper sollte geholfen werden, möglichst wieder in den Zustand der Selbstregulation

zurückzufinden.
Aber auch hier ist Vorsicht geboten. Dauerhaft zu viel natürlicher Hormonwirkstoff ist genauso verkehrt, wie zu wenig! In vielen Fällen entscheidet die Dosis, ob ein Wirkstoff als Heilmittel oder „Gift" wirkt. Das gilt in besonderer Weise für Hormone. Sie sind mit Behutsamkeit einzusetzen, um nicht mehr zu schaden als zu nutzen. Das gilt auch für die biologischen Hormonarten von Menschen, Tieren und Pflanzen.
Wird der Körper mit Hormonen „überschüttet", überfordert das die körpereigene Regulierung. Nach z.B. zu viel Salz, zu viel Wein oder einem zu langen Sonnenbad lehren uns die Folgen, zukünftig angemessener zu „dosieren". Leider finden wir selbst bei bekannten Fachkräften aus der Naturheilkunde eine Ignoranz gegenüber der körpereigenen, hormonellen Grundversorgung. In manchen Arztpraxen wird mit Dosierungen gearbeitet, die selbst für Elefanten viel zu hoch wären. Auch hier gäbe der Speichelhormontest gute Einstellungshilfen – sofern man ihn ernst nimmt. Unser Netzwerk orientiert sich an den Messwerten von gesunden Frauen, Männern, Schwangeren und Kindern. Alle Extreme darunter oder darüber stellen für den Körper eine Belastung dar. Das gilt in ganz besonderer Weise für kranke Menschen, wie Menschen mit Fibromyalgie.

Serotonin und die Substanz P

Im Gehirn von Patienten mit Fibromyalgie liegt möglicherweise eine Störung von Nervenbotenstoffen für Informations- und Schmerzverarbeitung vor, so eine weitere These. Ein wichtiger

Signalstoff dafür ist die Substanz P (P für Pain = Schmerz). Sie verursacht eine starke Erweiterung der Blutgefäße und steigert die Durchlässigkeit der Gefäßwände. Außerdem animiert sie die Sensitivität von Schmerzneuronen im Rückenmark. Diese Substanz P veranlasst als „Botenstoff für Schmerz" die körpereigene Ausschüttung von Glutamat. Das wiederum aktiviert die Prostaglandine. Diese übermitteln dem zentralen Nervensystem die Schmerzbotschaft.

> Das im Gehirn gebildete Serotonin wird auch als „Wohlfühlhormon" bezeichnet. Bei Serotoninmangel fällt das Stimmungsbarometer: es kommt zu schlechter Laune.

Die Hormone Serotonin, Cortisol und die Endorphine (körpereigene „Opiate") wirken dagegen schmerzunterdrückend. Das Hormon Serotonin wird vor allem im Darm ausgeschüttet („Schmetterlinge im Bauch"). Es hat für das Gehirn eine große Bedeutung und steht in Verbindung mit dem Gemütszustand, Schlaf- und Wachrhythmus, Sexualtrieb sowie mit der Temperaturregelung im Körper. Normalerweise sollten Serotonin und die Substanz P ein fein abgestimmtes Gleichgewicht haben. Sowohl zu viel Substanz P oder zu wenig Serotonin führen zu erhöhter Schmerzempfindlichkeit. Schmerzwahrnehmung und Schmerzregulation sind dann gestört. Die Substanz P war bei einer Studie mit Fibromyalgie-Patienten im Vergleich zu Normalpersonen dreifach erhöht (Messungen im Blut).

Nebenbei bemerkt: Im Darm werden mehr als zwanzig verschiedene Hormone gebildet – unter anderem auch das Schilddrüsenhormon Trijodthyronin oder kurz T3.

Symptome durch falsche Schilddrüsenmedikation

Die Schilddrüse hat nicht nur die Form eines Schmetterlings, sondern reagiert auch sensibel wie ein Schmetterling auf Impulse unserer Lebensgestaltung. Dieses Organ reagiert nicht nur auf Medikamente, sondern auch auf emotionalen oder immunologischen Stress, auf hormonelle Empfängnisregelung und auf besondere Herausforderungen in Pubertät, Schwangerschaft und Wechseljahren.
Man sollte erwarten können, dass Internisten, Radiologen oder Endokrinologen in der Lage sind, eine solide Diagnostik und eine entsprechende Schilddrüsentherapie durchzuführen. Die Realität sieht leider anders aus – von wenigen Ausnahmen abgesehen. Bei den wenigsten Patienten kann man von einer optimalen Regulierung der Schilddrüse bzw. Einstellung der Medikamente sprechen. Es gibt ein gewisses Leitlinienschema, in das alle Betroffenen Schilddrüsenpatienten hineingepresst werden. Signalisiert der Körper mit heftigen Symptomen als Antwort auf die Standardmedikation, dann fühlen sich viele Patienten allein gelassen und nicht ernst genommen.

Es sollte in medizinischen Fachkreisen bekannt sein, dass krampfartige oder permanent wiederkehrende Schmerzen in Kopf, Muskulatur oder Gliedmaßen eine mögliche Folge einer zu hohen

Dosis des Schilddrüsenhormons L-Thyroxin (T4) sein könnten. Nichts schadet unseren Knochen so sehr wie eine zu hohe Dosis L-Thyroxin. Hier ist es wichtig, nicht nur den TSH-Wert messen zu lassen, sondern auch FT3 und FT4. Finden sich unter den häufigen Symptomen sowohl Über- als auch Unterfunktionsbeschwerden der Schilddrüse, sollten auch die drei Antikörperwerte TPO (MAK), das TGAK und der TRAK-Wert gemessen werden.

Die von der Schilddrüse produzierten Hormone beeinflussen nicht nur die gesamte körperliche Entwicklung, sondern auch die seelische Verfassung des Menschen.

Unzählig viele Schilddrüsenpatienten sind unangemessen hoch mit T4 - Medikation oder Jod eingestellt. Für die meisten Menschen ist z.B. L-Thyroxin 100 eine zu hohe Dosierung mit entsprechenden Symptomen. Typische Merkmale sind Verspannungen, Ängste, Neigung zu Krämpfen während der Periode, unerklärliche innere Unruhe, ziehende Muskelschmerzen oder dauerhafte Muskel- und Sehnenverkrampfungen. Reduziert man eine T4-Überdosis auf ein angemessenes, individuell abgestimmtes Maß und nimmt dafür, falls nötig, T3 dazu, kann alleine diese Maßnahme eine angebliche Fibromyalgie überraschend schnell „verschwinden" lassen.

Solange Patienten in Deutschland blindlings nur nach Messwerten mit sehr großen Referenzspannen eingestellt werden, besteht wenig Hoffnung auf Veränderung.

Nährstoffmangel bei Fibromyalgie

Nach Beobachtung der Orthomolekulartherapeuten kann der anhaltende Stress zusätzlich zu vermehrtem Verbrauch von Mikronährstoffen führen. In Stressphasen übersäuern wir zunehmend. Um mit dieser zusätzlichen Säurebelastung fertig zu werden, braucht der Körper deutlich mehr Mineralien. Werden sie nicht zugeführt, holt er sich diese „Entsäuerungshelfer" u.a. aus Knochen und Haarwurzeln. Die Folgen liegen auf der Hand. Reichen die Grundnährstoffe nicht mehr aus, fehlen diese beispielsweise bei der Bildung des Nervenbotenstoffes Serotonin. Dadurch nimmt die Blutgerinnung ab und es kommt zu einer erhöhten Schmerzüberempfindlichkeit – um nur einen Zusammenhang zu nennen.

Autoimmunstörung und Fibromyalgie

Fibromyalgie wird durch eine Irritation des Immunsystems begünstigt, so lautet eine weitere These. Das ist gar nicht so weit hergeholt, denn bei vielen FMS-Patienten sehen wir weitere Angaben von Immunstörungen, wie z.B. Unverträglichkeiten, Allergien, Borreliose, EBV (Pfeiffersches Drüsenfieber), Hashimoto, Multiple Sklerose, Morbus Crohn usw...
Mich beschäftigt die Frage, ob hier Antibiotika, Impfungen, falsche Ernährung, Umweltverschmutzung etc. das Immunsystem so sehr irritierten, dass der Körper letztendlich nicht mehr in der Lage war, sich angemessen zu wehren.
Als Folge der andauernden Irritation, bildeten sich vermutlich

Antikörper gegen bestimmte Neurotransmitter. Neurotransmitter sind biochemische Stoffe, welche Reize von einer Nervenzelle zu einer anderen Nervenzelle weitergeben, verstärken oder modulieren. Der Ort des Geschehens sind dabei die Synapsen, dort wo sich Nervenenden berühren und Neurotransmitter Informationen weitergeben. Werden diese Neurotransmitter stetig vom eigenen Immunsystem angegriffen und zerstört, kann daraus auch ein Mangel dieser Neurotransmitter folgen, so lautet eine medizinische These.

Wurden bei einer Patientin bereits bestehende Autoimmunerkrankungen diagnostiziert, ist die Frage nach einer eventuell vorhandenen Antikörperbildung gegen Neurotransmitter durchaus berechtigt. Die Bedeutung der Antikörper gegen Neurotransmitter ist allerdings noch umstritten. In diesem Fall wäre es wichtig zu wissen, wie wir unser Immunsystem wieder ins Lot bringen können, damit es ungestört funktioniert.

Chronisches Erschöpfungssyndrom

Interessant ist, dass in Anamnesebögen viele Patienten mit Fibromyalgie angeben, gleichzeitig von CFS (Chronic Fatigue Syndrom oder Chronisches Erschöpfungssyndrom) betroffen zu sein – zumindest laut der Diagnose ihres Arztes.

Laut Wikipedia wird CFS wie folgt definiert:
„Das Chronische Erschöpfungssyndrom ist eine chronische und bisher unheilbare Krankheit, die auch als „Myalgische

Enzephalomyelitis“ bezeichnet wird. Sie ist charakterisiert durch eine lähmend geistige und körperliche Erschöpfung, sowie durch eine spezifische Kombination weiterer Symptome. Dazu gehören neben der chronischen Erschöpfung unter anderem Kopfschmerzen, Halsschmerzen, Gelenk- und Muskelschmerzen, Konzentrations- und Gedächtnisstörungen, nicht erholsamer Schlaf, Empfindlichkeiten der Lymphknoten, sowie eine anhaltende Verschlechterung des Zustands nach Anstrengungen.“

Nun, erschöpfte Nebennieren verursachen die gleichen Symptome. Ist CFS einfach eine gut klingende Umschreibung von Burn-out? Cortisol und Adrenalin sind in so einem Fall kaum mehr vorhanden, die Nebennieren reagieren fast oder gar nicht mehr auf Herausforderungen – Kaffee und Cola haben in diesen Fällen kaum noch Wirkung. Könnte das fehlende Cortisol mehrere Krankheiten begünstigen? Das ist aus unserer Sicht der Fall, aber in verschiedenen Ausprägungen. Es kommt darauf an, ob nur die Nebennieren erschöpft sind, oder auch andere Hormondrüsen. Solange ein Hormonbereich den anderen wenigstens teilweise kompensiert, sprechen wir noch nicht von Burn-out, sondern von einer Nebennierenschwäche.
Es ist oft nicht klar zu differenzieren, welche Symptome nun eher dem CFS oder der Fibromyalgie zuzuordnen sind. CFS hat keine spezifischen Tenderpoints wie die Fibromyalgie. Das wäre ein wichtiges Unterscheidungsmerkmal. Das Ausmaß der Schmerzen von Fibromyalgie-Patienten ist viel ausgeprägter als das bei Patienten mit CFS oder Burn-out der Fall ist.

Fibromyalgie und Antibiotika

Bei einem Selbsthilfetreffen von zwanzig FMS-Patienten ging es darum, den Beginn der Erkrankung zurückzuverfolgen. Reihum berichtete jeder. Die Überraschung war für alle groß: Fast jeder (bis auf eine Ausnahme) berichtete von einer vorausgegangenen Antibiotikabehandlung. Bei den meisten war es ein besonders langes Intervall oder es erfolgten mehrere Behandlungen kurz hintereinander. Relativ kurze Zeit später begannen bei den Teilnehmern die Schmerzen. Für mich war interessant, dass sich bis dahin noch niemand diese Frage gestellt hatte. Jeder glaubte der Aussage, dass die Ursache der Fibromyalgie unbekannt, geheimnisvoll und unheilbar sei. Könnte es sein, dass Fibromyalgie ein Alarmsignal für ein (durch Medikamente?) beeinträchtigtes Immunsystem darstellt? Wäre es dann nicht eine sinnvolle Maßnahme, alles zu tun, um das Immunsystem zu unterstützen? In der Fachliteratur findet man aber immer wieder den Aufruf, bei Autoimmunstörungen das Immunsystem zu unterdrücken! Man geht in der Schulmedizin davon aus, dass ein stärkeres Immunsystem auch zu stärkeren Antikörperreaktionen führen könnte. Unsere Beobachtungen bestätigen diese These nicht – im Gegenteil.

Unser Immunsystem ist ein genialer und kluger Kämpfer. Je besser es ihm geht, umso leichter fällt ihm die Arbeit. Unterdrücken wir seine vielseitigen Reaktionsmöglichkeiten, dann kann das ein Schuss nach hinten sein – zumindest langfristig.

Welche Pflanzen und Nahrungsmittel dienen dem Immunsystem? Sind die Hormone im Gleichgewicht? Wie und wo kann das

Immunsystem entlastet werden? Was muss unbedingt vermieden werden, um die Nebennieren nicht zusätzlich zu überfordern? In diesen Fragen stecken die ersten Hinweise für therapeutische Maßnahmen. So hätten Körper, Darm und das Immunsystem größere Chancen, eigenständig Fibromyalgie zu bekämpfen.

Gifte im Körper

Der menschliche Körper ist sehr widerstandsfähig – auch gegen Gifte. Zu Beginn meiner beruflichen Tätigkeit habe ich eine Weile auf einer Giftstation im Krankenhaus gearbeitet. Wir standen oft vor den Patienten und haben uns gewundert, mit welcher Kraft sich der Körper gegen tödliche Gifte wehrt. Aber Menschen haben unterschiedliche Grenzen – auch bei der Belastbarkeit durch Gifte und bei der dazugehörigen Fähigkeit, Gifte auszuscheiden. Je geschwächter Darm und Leber sind, umso mehr verlieren sie ihre mächtige Abwehrfähigkeit. Könnte es sein, dass sich der Körper vor weiterer, überwältigender Belastung schützt, indem er immer stärker allergisch reagiert und so die Patienten in die Isolation treibt. Ob viele Fibromyalgie-Patienten vielleicht deshalb an extremer Intoleranz gegenüber Chemikalien leiden? Könnte es sich um eine Schutzmaßnahme des Körpers handeln, um nicht noch mehr belastet zu werden?

Gifte sind in unzähligen Bereichen unseres modernen Lebens versteckt. Über 80.000 Chemikalien befinden sich derzeit weltweit im Handel, die im Übermaß toxisch (giftig) wirken.

Gifte begegnen uns überall im Alltag:

- Mottengifte in Wollteppichen
- Substanzen in Druckertinte
- Läusegift in Flugzeugen und Reisebussen
- Lösungsmittel in Farben und Reinigungsmitteln
- Fluoride in Zahnpasta und Trinkwasser
- Schadstoffe in Duftsprays und Parfüm
- Chemie in Schuhen, Kleiderstoffen und Sportwäsche
- Weichmacher in Trinkflaschen, Kinderspielsachen, Folien und Weichspüler
- Spritzmittelgifte und Unkrautvernichter in der Landwirtschaft
- Antibiotika bei Masttieren und Zuchtfischen
- Süßstoffe und Zusatzstoffe in Fertignahrung und Getränken
- Quecksilber in Zahnfüllungen und Impfserum
- Formaldehyd als Konservierungsmittel im Impfserum
- Aluminium in Folie, Kochgeschirr, Dosen und Deos

Vielleicht verstehen Sie nun, wie eine Überempfindlichkeit auf viele Einflüsse entstehen kann. Mehrere Zeitschriften und Naturverbände haben es sich zur Aufgabe gemacht, Verbraucher diesbezüglich aufzuklären. Unser Staat braucht den Industriezweig der Chemie. Er ist als riesiger Wirtschafts- und Machtfaktor im internationalen Handelsgefüge nicht wegzudenken. Deshalb darf man in dieser Hinsicht vom Staat keine Änderung erwarten. Aber man hat oft die Wahl, indem man z.B. Süßstoffe und Fertignahrung vermeidet, kein Fleisch aus Massentierhaltung kauft etc.

Vielen Schmerzpatienten bleibt oft keine andere Wahl, als zu schweren Schmerzmitteln zu greifen. Das kommt auf Dauer einer Schadstoffbelastung gleich. Schmerzmittel enthalten teilweise so gravierende Gifte, dass sie das Rückenmark und Blut zerstören können. Offiziell steht bei diesen Patienten die Diagnose „Leukämie" oder „Blutvergiftung" in der Krankenakte oder auf dem Totenschein. Nicht jeder, der einen hohen Schmerzmittelbedarf hat, wird mit solchen Diagnosen konfrontiert. Schmerzmittel haben für viele Körperfunktionen und Organe gravierende Nebenwirkungen. Dauertherapien mit Schmerzmitteln schwächen Leber, Nieren, die körpereigene Regulation, Gehirnfunktionen, Stoffwechsel, Magen, Darm, Immunsystem usw.

Impfungen

Impfungen lassen an das Immunsystem denken. Sie werden uns mit dramatischen Meldungen in den Medien als „Schutzmaßnahme" aufgedrängt! Wer aber schützt uns vor den Nebenwirkungen der Impfungen? Wie viele Impfungen erfolgten im Vorfeld von ersten Anzeichen der Fibromyalgie? Auch als Erwachsene werden uns Impfungen empfohlen, sei es Grippeimpfungen, FSME-Zeckenimpfung, Malariaimpfungen vor Reisen oder Auffrischungsimpfungen gegen Tetanus. Es ist wenig bekannt, was Impfungen im Immunsystem anrichten. Nur in seltenen Fällen werden offensichtliche Impfschäden als solche von Behörden und Krankenkassen anerkannt. So genau wollen Patienten das oft gar nicht wissen, was eine Impfung im Einzelfall bedeuten kann. Wenn Formaldehyd oder Quecksilber in den Körper von Kindern und Erwachsenen gespritzt werden, kann das ganz unterschiedliche Auswirkungen haben – je nachdem, wie stark ein Immunsystem ist. Diese Chemikalien werden als Stabilisatoren für den jeweiligen Impfstoff gebraucht. Bei jeder Impfung gilt es deshalb, die Gefährlichkeit der Krankheit gegen die potentiellen Impfnebenwirkungen (Langzeitschäden) und mögliche alternative Behandlungsmethoden abzuwägen. Das ist für Fachkräfte genauso schwierig einzuschätzen, wie für die Bevölkerung. Aber es lohnt, sich damit zu beschäftigen. Internetseiten, die sich sachlich mit diesem Thema auseinandersetzen, findet man z.B. unter www.impfkritik.de, www.impfschaden.info.

Parasiten, Würmer

Eine weitere Schwächung unseres Immunsystems bewirken „blinde Passagiere" in unserem Blutkreislauf oder Darm. Wir angeln sie uns z.B. durch Gemüse, das mit Gülle gedüngt ist oder durch Reisen ins ferne Ausland. In Blutproben oder Stuhluntersuchungen sind sie leider häufig zu finden. Über Ernährung oder Kontaktspuren an den Händen schleichen sie sich in unseren Körper und vermehren sich in beachtlicher Geschwindigkeit. Von vielen Medizinern belächelt oder als Absurdum bezeichnet, können Parasiten und Würmer oft lange ein sorgenfreies Leben genießen – in unserem Körper! Sie leben von den Nährstoffen, die eigentlich unseren Körper stärken sollten. An warmen und feuchten Hautstellen lassen sich die Hefen besonders gerne nieder. Zwischen den Darmzotten finden

sie optimale Lebensbedingungen vor. Dort ist es gleichmäßig warm und das Nahrungsangebot reichlich.
Manche dieser ungebetenen Gäste scheiden einen Kot aus, der toxische Wirkung auf unseren Körper haben kann. Diese winzigen Giftspuren schwächen unser Immunsystem. Das ist selbst für eine Bärennatur auf Dauer durch Blähungen und Druckgefühle spürbar – für einen geschwächten Patienten mit Fibromyalgie erst Recht! Um solchen unsichtbaren Fremdlingen zu begegnen, müssen wir nicht unbedingt ins Ausland reisen – der eigene Garten, ein Baggersee, Haustiere oder die Gemüsekiste können heimliche „Schleuser" sein.

Pilze

Es gibt nicht nur Champignons, wenn es um Pilze geht. Im und am Menschen können sich ganz verschiedene Pilze breit machen. Besonders betroffen sind Menschen mit einem geschwächten Immunsystem - vor allem chronisch Kranke, die Cortison und Antibiotika einnehmen. Dazu gehören auch Patienten mit Fibromyalgie. Frauen, die die Antibabypille einnehmen, sind ebenfalls anfälliger. Darmpilze gehören zu der Familie der Hefepilze (Candida albicans), die Zucker und Kohlehydrate brauchen um wachsen zu können. Beim Verarbeiten unserer gegessenen Leckereien produzieren die Pilze Kohlendioxid und Fuselalkohole. Diese für uns unsichtbaren Schmarotzer produzieren einen speziellen Giftstoff, der Symptome wie Migräne oder Gelenkbeschwerden verursachen kann.

Mitochondriopathie als Ursache?

Die Mitochondrien sind die Energieproduzenten innerhalb der Körperzellen. Dort wird im Rahmen der Zellatmung die körpereigene „Energiewährung" ATP (Adenosintriphosphat) hergestellt. Bei Fibromyalgie scheint diese Energiegewinnung nicht reibungslos zu funktionieren.
Nicht immer lässt sich die Ursache für diesen Ablauf klären. Teilweise stehen Medikamente im Verdacht, die langfristig eine unerwünschte Nebenwirkung hervorrufen. Mit speziellen Labortests kann in einigen Fällen nachgewiesen werden, an welcher Stelle die Energiegewinnung fehlerhaft abläuft. Mit dem gezielten Ersatz bestimmter orthomolekularer Substanzen kann hier zuweilen Besserung erzielt werden. Ist ein verordnetes Medikament verdächtigt, eine Mitochondriopathie zu verursachen, kann manchmal ein Präparatwechsel oder eine Dosisreduzierung Abhilfe schaffen. Dies erfolgt selbstverständlich nur in Absprache mit dem behandelnden Arzt! Die sogenannte Mitochondriopathie steht noch nicht lange im Fokus der Aufmerksamkeit. Die Interpretation ist noch umstritten. Wie die Orthomolekulare Medizin auch, handelt es sich um einen Bereich, der von der Schulmedizin (noch) nicht anerkannt ist.

Genetik und Vererbung

Eine genetische Anlage kann bei Fibromyalgie vorhanden sein, das nimmt man heute an. Da Frauen viel häufiger betroffen sind als Männer, trifft es in Familien mehr Mütter und Töchter. Vererbt werden Besonderheiten im Stoffwechsel der großen Botenstoffe des Nervensystems, wie Serotonin, Dopamin oder Adrenalin. Da diese „Neurotransmitter“ nicht nur bei der Entstehung von FMS, sondern auch bei anderen zahllosen Erkrankungen eine Rolle spielen, treten somit auch andere Schmerzerkrankungen oder einfach nur eine erhöhte Sensibilität familiär gehäuft auf.

> Bei FMS wird eine genetische Veranlagung oder auch eine Vererbung als Ursache nicht ausgeschlossen. Lebens-, Bewegungs- und Ernährungsgewohnheiten sowie seelische Faktoren oder Infektionen spielen möglicherweise eine genauso wichtige, wenn nicht sogar eine verstärkte Rolle.

Das FMS-Syndrom wird als solches vermutlich nicht vererbt, wohl aber eine gewisse Anfälligkeit, z.B. durch vererbte Drüsen- oder Organschwächen.

Ebenso spielen hier epigenetische Faktoren bei Fibromyalgie eine Rolle. Die Epigenetik (lat. epi = nach, zusätzlich) ist eine relativ neue Forschungsrichtung. Sie untersucht genetische Informationen, die nicht nur im eigentlichen Programmcode (dem Genom) vorkommen, sondern zusätzlich in den Zellen enthalten sind. Bekannt wurde z.B. das „Anti-Stress-Gen“. Es wird bei Neugeborenen aktiv, wenn seine Welt nach der Geburt entspannt und geschützt ist. Bei schlimmen Erlebnissen in der Kindheit bleibt das Gen inaktiv. Ausgeschaltete Anti-Stress-Gene fanden sich bei traumatisierten Menschen und bei Laborratten, denen mütterliche Pflege

vorenthalten blieb. Sie blieben hochsensibel und reagierten viel stärker auf Bedrohung in deren Umwelt. Der Vorgang war aber auch wieder umkehrbar. Nach längerer, liebevoller Zuwendung und Pflege wurde das Anti-Stress-Gen wieder aktiv. An Fibromyalgie erkranken überwiegend Frauen, die ungewöhnlich früh geboren wurden.
Das ist ein weiteres Argument, sich während der Schwangerschaft und mindestens in den ersten 3-4 Lebensjahren intensiv und rund um die Uhr um seine (ungeborenen) Kinder zu kümmern.
Christa Meves (* 1925) ist eine deutsche Psychotherapeutin für Kinder und Jugendliche sowie eine Schriftstellerin. Sie betont unermüdlich, wie wichtig die ersten 3-4 Lebensjahre sind.

Es scheint, als hätten wir unser biomedizinisches Schicksal und das unserer Kinder zumindest ein Stück weit selbst in der Hand. Wir bei der Hormonselbsthilfe sehen in vielen Fällen, wie eingeschränkt die Hormonversorgung bei Kindern ist, die früh in fremde Obhut gegeben wurden. Damit kann sich der kleine Körper noch schlechter wehren und ist umso mehr von Allergien und Infekten betroffen.

Seelische Faktoren

Ich bringe diesen Aspekt bewusst als Schlusspunkt der möglichen Ursachen oder Verstärker, obwohl er sehr ernst zu nehmen ist: Die verletzte Seele. Die meisten Patienten mit Fibromyalgie werden früher oder später in die „psychosomatische Ecke“ gestellt und zum Psychotherapeuten überwiesen. Man dröhnt die

Schmerzpatienten mit Psychopharmaka zu und lässt sie mit ihren Schmerzen allein. Prof. Bauer widerspricht zu Recht dieser gängigen „Behandlung". Dass die Seele bei chronischen Schmerzen Schwerstarbeit leistet, ist sicherlich richtig. Ob aber Seelenschmerzen in jedem Fall für die körperlichen Schmerzen allein verantwortlich sind, wage ich zu bezweifeln. Ich möchte aber diesen möglichen Zusammenhang nicht ganz ausschließen. Seelische Nöte sind ein ernstzunehmender Stressfaktor und somit ein Verstärker für Fibromyalgieschübe. Das können die meisten Betroffenen aus eigener Erfahrung bestätigen.

Im Laufe unseres Lebens erleben wir nicht nur Sonnentage. Schon früh müssen wir lernen, dass Mama uns nicht immer auf dem Arm herumtragen kann, sondern nachts auch mal schlafen muss. Wir werden gezwungen, mit Grenzen und klaren „Neins" umgehen zu lernen. Unzählige Frustrationen müssen durchstanden sein, bis wir erwachsen und lebenstüchtig sind. Unsere Seele ist so geschaffen, dass sie lernen kann. Wir kämen nicht auf die Idee, unseren Kindern in den ersten Lebenswochen gemixtes Grillfleisch zu essen zu geben oder ihnen zum Abhärten eine Kneippkur zu verpassen. Aber im seelischen Bereich sind respektlose Grenzüberschreitungen, Überforderung, Gleichgültigkeit und sogar Missbrauch von Kindern leider keine Ausnahme. Bereits in dieser frühen Lebensphase kann der Körper Schutzmechanismen entwickeln, um der Seele wenigstens ein bisschen helfen zu können, mit solch traumatischen Erfahrungen klarzukommen. Bei Kindern drückt sich seelische Not meistens als „Bauchweh" aus. Der kleine Darm schafft es nicht mehr

genügend Serotonin, das „Glückshormon" herzustellen – um nur einen von vielen Zusammenhängen zu nennen.
Familienangehörige oder Erzieher, die eine penetrante, diktatorische und verletzende Verhaltensweise haben, machen es ihren Zöglingen dauerhaft schwer. Als Beispiel: Alkoholabhängige Elternteile oder Partner ahnen nicht, was sie bei ihren Angehörigen verursachen.
Eine Erkrankung mit der Überschrift „Rühre mich nicht an!" oder „Komm mir nicht zu nahe" kann bei ständigen Grenzüberschreitungen zum Schutzmechanismus werden. Besonders Kinder und Frauen haben naturgemäß eine große Sehnsucht nach bedingungsloser, zärtlicher Berührung. Daher ist es widernatürlich, wenn sie vor Berührung zurückschrecken. Wenn Familien von Fibromyalgie-Patienten intakt sind, ist das großartig. Doch was ist, wenn unsere Teenager außerhalb der Familie verletzende Übergriffe erleben? Freunde, Lehrer, Ausbildungsleiter, Sportkollegen, Trainer u.a. Vertrauenspersonen haben bei unseren 8-18jährigen Kindern ein hohes Potenzial, heilsame Ermutigung oder vernichtende Ablehnung zu bewirken.

Abschlussbemerkung

Da wir in unserer Datenbank gravierende Erkrankungen mit Tausenden anonymisierter Fragebögen in Verbindung bringen können, sind uns folgende Fakten bei FMS-Patienten aufgefallen:

- 98 % bekamen im Lauf ihres Lebens viele oder sehr viele Antibiosen verordnet (mehr als 10 Intervalle).

- 95 % Frauen standen 5% Männern gegenüber.
- 60 % gaben an, viel Stress bewältigen zu müssen.
- Circa 50 % der Frauen gaben an, lange Jahre die Pille genommen zu haben.
- 25 % nahmen derzeit Psychopharmaka.
- 23 % litten aktuell oder früher am Epstein-Barr-Virus (EBV).
- 23 % nahmen zur Zeit der Abfrage Schilddrüsenmedikamente (mehr oder weniger hoch dosiert mit T4).
- 14 % hatten für längere Zeit die Spirale (Kupfer- oder Hormonspirale) eingelegt.

Zusammengefasst lässt sich sagen:

- Fibromyalgie ist in erster Linie eine organische, körperlich bedingte Erkrankung.
- Ursache von Fibromyalgie nach Prof. Bauer: Die Verklebung der betroffenen Durchtrittstellen der anatomischen Trias (Arterie - Vene - Nerv) führt zu einer Behinderung der Reizleitung der kleinen Nerven. Diese Behinderung wird als nozizeptiver Reiz registriert und als Schmerz wahrgenommen.
- Ursache von Fibromyalgie nach Dr. Amand: Eine genetische Störung sorgt dafür, dass Phosphat nicht ausgeschieden, sondern im Körpergewebe eingelagert wird und dort die Funktionsstörungen von Zellen, Gelenken und Muskeln verursacht.
- Das Schmerzgedächtnis spielt bei der Fibromyalgie eine wichtige Rolle.
- Gravierender Stress in jeglicher Form kann FMS begünstigen.

- Durch Überforderung, einseitige Ernährung und Medikation (Antibiosen, Impfungen, Empfängnisregelung) wird das Nährstoff- und Hormongleichgewicht massiv gestört. Das verursacht erhöhte Schmerzempfindlichkeit, Nervenschmerzen, Anfälligkeit für Entzündungen, verschiedene Organstörungen oder chronische Erkrankungen (inkl. Autoimmunstörungen).
- In den meisten Fällen sind Depression oder andere psychische Symptome eine Folge der massiven und kaum mehr erträglichen Schmerzphasen – zusätzlich verstärkt durch Schlafmangel, Hormon-, Leber- und Darmstörungen und der dafür verordneten Medikation.

Nach all den Details über mögliche Ursachen von Fibromyalgie ist es höchste Zeit, Frau Grooten Erfahrungen dazu zu lesen. Was schlaue Mediziner untersuchen, definieren und diskutieren mag ja interessant sein – aber wie erlebt eine Betroffene die Auswirkungen von Fibromyalgie? Welche der bereits erwähnten Zusammenhänge finden sich hier wieder? Nun kommt Brigitte Grooten zu Wort.

Vorwort - Brigitte Grooten

Dieses Buch richtet sich an alle Menschen, bei denen Fibromyalgie diagnostiziert wurde, aber auch an deren Partner, Familienangehörige, Freunde und Ärzte, eben alle, die es mit dem Betroffenen dieser Erkrankung „aushalten" dürfen und müssen. Ich als Betroffene werde immer wieder von Menschen angesprochen, die nach Erklärungen ihrer Symptome und nach alternativen Therapiemöglichkeiten suchen. Viele brauchen das Gefühl, nicht allein mit ihrem Leiden zu sein, sich mit anderen FMS-Patienten auszutauschen und Gleichgesinnte zu finden. Das hat mich motiviert dieses Buch zu schreiben und mein Wissen publik zu machen. Ich habe alle Schwankungen dieser Krankheit durchlaufen und durchlaufe sie noch immer. All meine Erfahrungen darüber sind hier zusammengetragen. Mit meinem Bericht möchte ich Leidende aus der Isolation locken und über mögliche Hilfen bei Fibromyalgie berichten. Alles was ich beschreibe, umfasst meine eigene Meinung. Die aufgeführten Therapien und Medikamente haben mir teilweise geholfen – mache aber waren fragwürdig, unnötig und teilweise lebensbedrohlich. Was mir geholfen hat, muss nicht unbedingt auch Ihnen helfen. Es ist daher immer wichtig mit mindestens einer Fachkraft im Gespräch zu bleiben, zu forschen und abzuwägen, was man persönlich in Anspruch nehmen möchte!

In diesem Sinne wünsche ich allen Betroffenen neue Hoffnung!
Brigitte Grooten, Januar 2015

2. Teil - Brigitte Grooten
Mein Leben mit Fibromyalgie

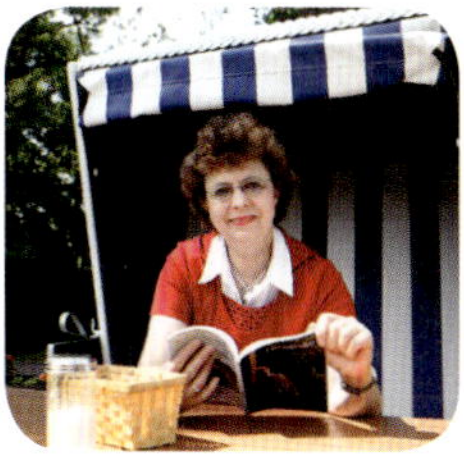

Ein Fibromyalgie-Syndrom benötigt lange, um sich voll auszubilden. Bei mir vergingen viele Jahre bis zur Diagnose.

Gefangen in der Fibromyalgie

Ich erinnere mich an viele Erlebnisse in meinem Leben, in denen ich die Fibromyalgie deutlich zu spüren bekam. Zum Beispiel bei einer harmlosen Kissenschlacht! Mein Mann und ich waren übermütig, gut drauf und alberten im Bett herum. Die Kissen flogen durch das Zimmer. Er fasste mich am Oberschenkel und begann mich zu kitzeln. Ich schrie bei der ersten Berührung sofort laut auf: „Das tut weh, hör auf!" Mein Mann erwiderte: „Stell dich doch nicht so an! So schlimm war es doch wirklich nicht." Ich erwiderte nichts.

Kleinste Umarmungen oder Kniffe verursachten mir an bestimmten Stellen erhebliche Schmerzen. Das war schon so lange der Fall, dass ich mich fast daran gewöhnt hatte. Für mich waren Schmerzen an verschiedenen Stellen irgendwie „normal" geworden, denn ich kannte es seit langem nicht anders. Eine Ursache oder Zusammenhänge dieser Beschwerden kannte ich bis zu diesem Zeitpunkt noch nicht. Bereits schwache, zarte Hautkontakte wie ein Händedruck, lösten bei mir Unbehagen aus. Bei sanftem Streicheln spürte ich sofort ein Brennen oder Stechen auf der Haut. Nahm der Druck zu, ließ der Schmerz erstaunlicherweise nach. Später erfuhr ich, dass man hier von isolierter Berührungsempfindlichkeit spricht. Bei erhöhter Druckempfindlichkeit ist es umgekehrt: Streicheln kann angenehm sein, wenn die Berührung nicht zu stark ist – sonst kommen die Schmerzen. Auf die Frage in welchen Körperpartien der Schmerz bevorzugt auftritt, hatte ich oft keine Antwort. Ich antwortete dann immer: „Eigentlich tut es überall weh“ oder „Fragen Sie lieber, wo es nicht wehtut“. Oft waren es auch Wanderschmerzen, die von Körperteil zu Körperteil weiterzogen. Bei besonderen Belastungen wie Sport, bei der Arbeit, nach Schlafmangel, bei Kälte, Feuchtigkeit oder Infekten und bei seelischem Stress konnten die Schmerzen überfallartig auftreten. Manchmal kam es schon während der Sportübungen zu Schmerzen, manchmal erst Stunden danach oder am nächsten Tag.

Nach einer schmerzvollen Nacht kam mir die Idee, ein Männchen zu malen und alle meine schmerzenden Punkte einzuzeichnen. So konnte meine Hausärztin mit einem Blick erkennen, welche Schmerzbereiche gerade eine Rolle spielten. Das ersparte lange Aufzählungen und Beschreibungen in der Sprechstunde. Wenn Sie an Fibromyalgie leiden, dürfen Sie mir das gerne nachmachen. Sie können die Vorlage auf Seite 81 gerne kopieren um für Ihren nächsten Sprechstundentermin die aktuellen Schmerzpunkte hineinzumalen.

Erfahrungen bei meiner Ärztin

Meine Hausärztin besuchte ich regelmäßig zum „Quaddeln". Mit dem Quaddeln sollten die akuten Rücken- und Gelenkschmerzen beseitigt werden. Mehrere kleine Injektionen mit Procain und homöopathischen Präparaten wurden in die oberste Hautschicht meines Rückens gespritzt. Das erzeugt sogenannte Quaddeln, die einem Insektenstich gleichen und nach wenigen Minuten abgeklungen sind. Durch Quaddeln sollten die sensiblen Nervenenden und das entsprechende Körpersegment der behandelten Region angesprochen und desensibilisiert werden. Man kann in gleicher Vorgehensweise auch mit örtlichen Betäubungsmitteln schmerzhafte Verspannungen lösen. Aber die Einstiche im Rücken selbst waren so qualvoll, dass mir manchmal die Luft weg blieb. Das war der Preis für weniger Schmerzen danach.

Ich bekam zusätzlich etliche Schmerzmittel verschrieben. Diese wurden nach gewissen Zeitintervallen ausgetauscht, weil die

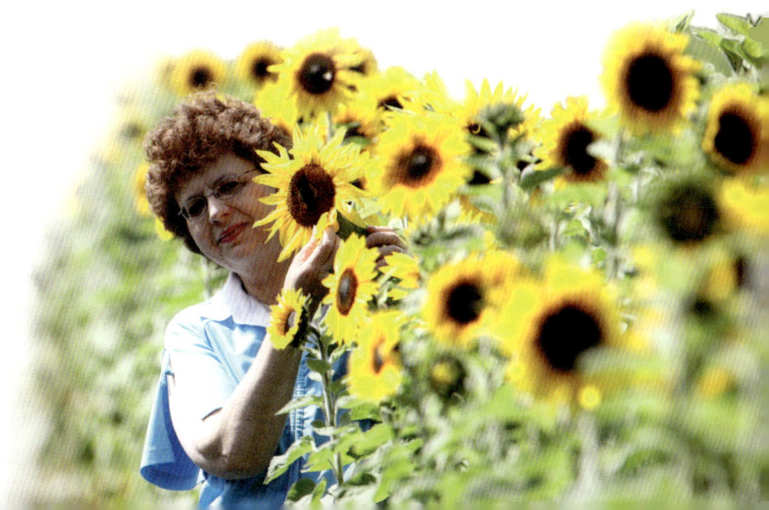

betäubende Wirkung nachließ. Noch schlimmer waren die unerfreulichen Nebenwirkungen dieser Schmerzmittel. Ich kämpfte mit häufigem Erbrechen, Durchfall, Müdigkeit und Konzentrationsproblemen.

Diagnose Fibromyalgie

Bei der nächsten Quaddelfolter wurde meine Schmerzgrenze so sehr überschritten, dass ein anderer Therapieweg versucht wurde: Eine Fluanxol Depot Spritze 1x pro Woche. Die Ärztin versprach mir, dass das Medikament meine Rücken- und Gelenkschmerzen dämpfen würde. So ein Versprechen weckt Hoffnung... Ich war der festen Überzeugung, dass die Hausärztin mir nur das empfehlen würde, was in meinem Fall richtig und nötig ist.
Heute weiß ich mehr über Fluanxol. Es enthält den Wirkstoff Flupentixol. Es handelt sich um ein Neuroleptikum, das bei organischen Psychosen, Schizophrenie, Autismus, Depression und anderen seelischen Auffälligkeiten verschrieben wird. Die Verordnung bei Fibromyalgie oder chronischen Schmerzzuständen wird damit begründet, dass der Wirkstoff Wahrnehmungen dämpft und so Ängste, Depression und Schmerzen nicht mehr als unerträglich empfunden werden. Sehr häufige Nebenwirkungen bei mehr als 1 von 10 Behandelten (das können auch 2-10 sein) sind u.a.: Unruhe, Bewegungsstörungen, Blutdruckabfall, Müdigkeit, Muskelstarre, Schiefhals, Speichelfluss, Herzrasen und Zittern. Darüber hinaus kann es zu Nierenstörungen und damit verbundenem Natriummangel kommen.

VORLAGE, UM MEINE SCHMERZPUNKTE FÜR DEN ARZT EINZUZEICHNEN

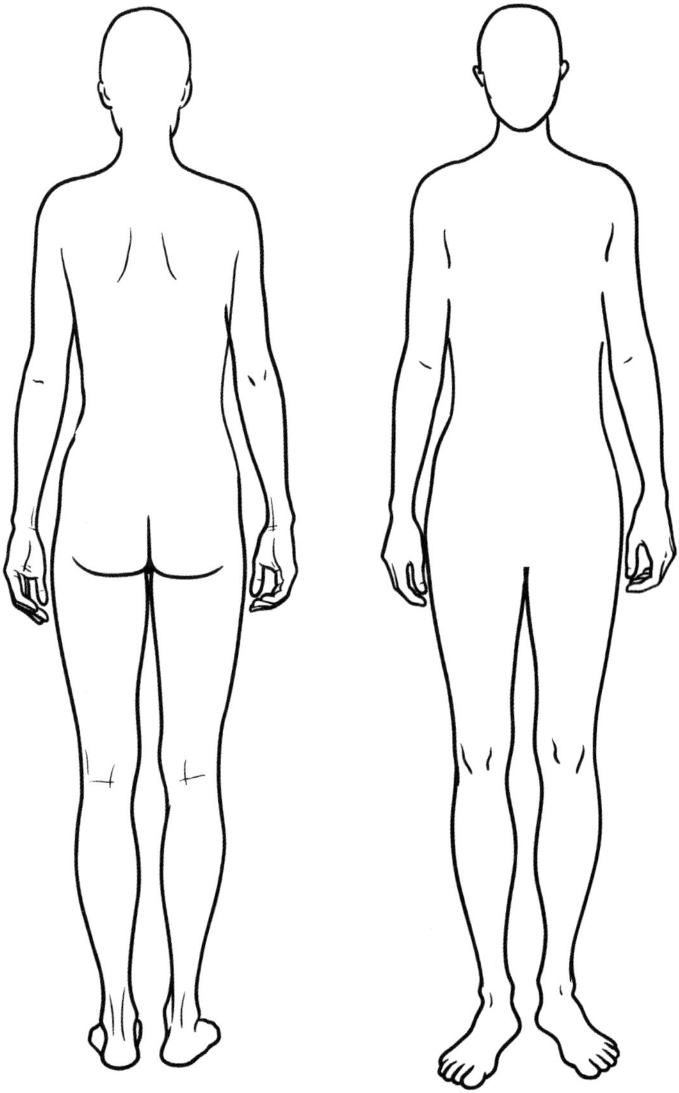

Irgendwann hörte ich das Wort „Fibromyalgie“ zum ersten Mal. Die Hausärztin erklärte mir diesen Begriff folgendermaßen: „Fibromyalgie ist Weichteilrheuma ohne auffällige Entzündungswerte im Blut. Deshalb überweise ich Sie zur Rheumatologin.“ Endlich hatte das „Kind“ einen Namen.

Der Termin bei der Rheumatologin begann wie bei jedem Arztbesuch: Blutabnahme, ausziehen, Untersuchung mit Abtasten an verschiedenen Körperstellen… Als wir uns gegenüber saßen, bestätigte die Rheumaexpertin den Verdacht meiner Hausärztin. Auf meine besorgte Frage, was man denn nun dagegen machen könnte, entgegnete sie: „Weitere Medikamente und Krankengymnastik – sonst nichts.“

Medikamente

Die zusätzlichen Nebenwirkungen von Fluanxol machten mich bald krank. Die Hoffnung, dass wenigstens meine Gelenkschmerzen irgendwann besser würden, ließ mich die verordneten Medikamente gehorsam schlucken. Es wurde aber nicht besser.

Beim nächsten Sprechstundentermin mit meiner Hausärztin berichtete ich von meiner Enttäuschung. Darauf lautete ihre Anweisung: „Wir setzen die wöchentlichen Fluanxolspritzen fort und Sie kommen dreimal wöchentlich zum Quaddeln. Zusätzlich verschreibe ich Ihnen Schmerztabletten.“

Trotz Spritzen, Quaddeln und zusätzlicher Schmerztabletten ging es mir aber immer schlechter. Meine Schmerzen wurden enorm, Magen und Darm rebellierten mit Bauchweh und Krämpfen. Also ging ich wieder zur Hausärztin. Nach meiner Schilderung meinte sie: „Wir werden das bisherige Antidepressivum absetzen und dafür täglich eine Tablette Fluctin ausprobieren. Die Fluanxolspritze einmal pro Woche scheint zu wenig zu sein."

Zusätzlich sollte ich mich einer Magen- und Darmspiegelung unterziehen. Die Begründung der Hausärztin lautete: „Es könnte ja auch etwas Schlimmes die Darmbeschwerden verursachen. Bis auf weiteres sollte ich alle zwei Tage zum Quaddeln kommen.

Die Diagnose nach der Darmspiegelung lautete: „Chronisches Magendarmleiden!" Viel Luft im Darm verursache meine starken Schmerzen.

Bis das neue Antidepressivum Fluctin wirken sollte, wurde mir das Fluanxol parallel einmal wöchentlich gespritzt. Die für Fluctin bekannten Nebenwirkungen bekam ich bald zu spüren.
Häufigste Nebenwirkungen durch Fluctin sind: Übelkeit, Schlaflosigkeit, Müdigkeit, Appetitlosigkeit, Angst, Nervosität, Muskelschwäche, Zittern, suizidale Gedanken und Handlungen, sexuelle Dysfunktion, verminderte Libido, Nesselsucht, innere Unruhe u.a. Typisch für Fluoxetin ist eine starke Eiweißbindung im Blutplasma. Es verhindert viele Ausscheidungsprozesse - auch von anderen Medikamenten. Dadurch können sich Wirkstoffe im Blut gefährlich akkumulieren, also verklumpen. Im Zusammenspiel

mit anderen Schmerzmitteln wurden auffällige Hautprobleme und Regelblutungen beobachtet.
Manchmal hatte ich auch den Verdacht, dass die regelmäßig eingenommenen Schmerzmittel meine Schmerzen verstärkten. Konnte das sein? Können Medikamente Beschwerden verstärken, die sie eigentlich beseitigen oder dämpfen sollten?

> Nebenwirkungen traten bei mir im hohem Maße auf - meistens alles was auf dem Beipackzettel stand...

Anstatt eine Besserung zu spüren, schmerzten mir zunehmend auch noch die Fußsohlen. Ich nahm meinen ganzen Mut zusammen und ging wieder zu meiner Hausärztin. „Frau Doktor, so kann das nicht mit mir weitergehen! Mir geht es so schlecht, dass ich nicht mal mehr meinen Haushalt machen kann. Durch meine Schmerzen und meine Unbeweglichkeit bin ich total eingeschränkt. Die Schmerzen nehmen zu - jetzt auch noch an den Fußsohlen. Ich habe Angst, dass ich langsam den Verstand verliere!" Ich war sehr wütend über meine endlosen Schmerzen, auf meinen Körper – aber auch auf meine Hausärztin, die mir nicht helfen konnte.
Sie fuhr mich darauf hin an: „Frau Grooten, eines will ich Ihnen mal sagen, wenn Sie immer so viel fragen und so ungeduldig sind, hört Ihnen bald keiner mehr zu. Mit Ihrer Krankheit müssen Sie leben, da kann Ihnen keiner helfen!" Mir schossen Tränen in die Augen. „Wissen Sie eigentlich, was es heißt, mit einer solchen

Krankheit zu leben? Ich bin deshalb so ungeduldig, weil ich nach wirksamer Hilfe suche, um sie wenigstens aushalten zu können!"
Ich ließ sie einfach sitzen und verließ weinend ihre Praxis. Vor lauter Tränen übersah ich zwei kleine Treppen und stürzte zu Boden. Mit aufgeschlagen, blutigen Knien fuhr ich nach Hause.
Als ich mich wieder gesammelt hatte, rief ich noch mal bei der Hausärztin an. Ich wollte die letzte Begegnung nicht so auf sich beruhen lassen. Mit wem sonst sollte ich über alles reden? Sie entschuldigte sich und gab zu, überreagiert zu haben. Dieses Eingeständnis tat gut – trotzdem hatte mich ihr Vorwurf, ungeduldig zu sein, tief verletzt. Dass mir anscheinend keiner helfen konnte, hatte ich begriffen – aber ich gab die Hoffnung nicht auf.

Es fühlt sich an wie Messerstiche

Fibromyalgie fühlt sich oft an, als ob jemand Messer auf meine „Tenderpoints" geworfen hätte. Selbst das Atmen fiel mir schwer, alles schien wie blockiert. Auch meine rechte Kniekehle schmerzte so sehr, dass ich es nicht mehr aushielt. Ich wurde von oben bis unten gequaddelt. Inzwischen gehörte diese Prozedur zu meinem „normalen" Leben. Da mir keiner helfen konnte, beschloss ich, mir möglichst bald einen Facharzt zu suchen.

Gesagt, getan. Bald saß ich im Sprechzimmer meines neuen Facharztes.
„Herr Doktor, es hat sich alles so sehr verschlimmert, ich halte es nicht mehr aus. Die Schmerzmittel helfen nicht mehr. Wenn Sie mir mit meinem Rücken nicht helfen, dann kann ich nicht mehr

arbeiten gehen! Ich habe auch Atemschwierigkeiten, da blockiert irgendetwas. Ich arbeite so gerne, aber es geht bald wirklich nicht mehr."
Ich wurde geröntgt - wie so oft schon. Rücken, Knie und die Kniekehlen wurden mit Ultraschall untersucht.
„Der Rücken und die Knie sind altersgerecht in Ordnung", erklärte mir der Facharzt. In der Kniekehle wurde jedoch eine Baker-Zyste entdeckt. Die Baker-Zyste (Poplitealzyste) in der Kniekehle ist eine mit Flüssigkeit gefüllte Aussackung der Kniekehle. Sie ist ein indirektes Zeichen einer Schädigung des Kniegelenkes.
Durch den Schaden im Kniegelenk (Ursachen hierfür können Verschleiß, also Arthrose, Meniskusschäden oder eine entzündliche Grunderkrankung, wie z.B. Rheuma oder rheumatoide Arthritis sein) kommt es zu einer vermehrten Wasserbildung. Das Kniegelenk versucht das Knie besser zu "schmieren", produziert aber insgesamt zu viel "Gelenkschmiere". Hierbei kommt es auf Grund eines dauerhaft erhöhten Gelenkinnendrucks durch vermehrte Gelenkflüssigkeit zu einer Erschlaffung des umliegenden Bindegewebes und zur Ausbildung einer mit Flüssigkeit gefüllten Zyste. Die schwächste Stelle der Gelenkkapsel gibt nach, dies ist typischerweise die innere Kniekehle, und bildet zwischen zwei Muskeln hindurch einen "Überlaufsack". Übrigens erfüllen bei einer rheumatischen Arthritis (Gelenkrheuma) bis zu 20 Prozent der Betroffenen gleichzeitig das Kriterium für ein Fibromyalgie-Syndrom.

Der Facharzt versprach mir, dass ich bald wieder wie ein junger Hase laufen würde, wenn die Baker-Zyste erst einmal weg war.

Die Krampfadern am linken Bein sollte ich sicherheitshalber vor der Operation von einem Venenarzt untersuchen lassen, um eine Thrombosegefahr auszuschließen.

Die Venenentfernung

Der Venenarzt diagnostizierte letztendlich, dass die Venenklappen in der Stammader kaputt seien. Das Blut konnte dadurch nicht mehr richtig nach oben transportiert werden. Bevor also die Baker-Zyste operiert werden konnte, sollte erst die Venenoperation erfolgen.
Vor einer Venenentnahme hatte ich Respekt. Mir wurde erklärt, dass sich das Blut dann einen neuen, anderen Weg sucht. Wie sollte ich mir das vorstellen? Aber ich dachte mir, ich bin ja nicht die Erste, bei der so etwas gemacht wird. Die Ärzte werden schon wissen, was sie tun. Der Arzt war sehr nett gewesen, und deshalb vertraute ich ihm. Trotzdem liefen mir einige Tränen übers Gesicht. Was musste ich denn noch alles über mich ergehen lassen? Ich geriet immer tiefer in den Kreislauf von Schmerzen, Medikamenten und Arztbesuchen – und nun auch noch die bevorstehende Venenoperation.

Trost suchte ich wie immer bei meinen Hunden und unseren Spaziergängen. Bei einem Waldspaziergang erzählte ich meinem Mann von dem Untersuchungsergebnis und der bevorstehenden Venenoperation. Aber über meine Gefühle und wie es mir dabei ging, sprach ich nicht. In der Befürchtung, dass er mich nicht verstand, ließ ich ihn lieber in Ruhe. Wenn ich am Ende eines Tages nach einem langen Spaziergang an der frischen Luft erschöpft im Sessel saß, wunderte ich mich oft darüber, wie ich den Tag überstanden hatte. Aber ich hatte es geschafft – und das war ein tolles Gefühl.

Am Tag der Venenoperation war ich sehr aufgeregt. Das legte sich etwas, als ich von einem netten Ärzte- und Schwesternteam empfangen wurde. Mein erster Gedanke nach dem Erwachen aus der Narkose war Dankbarkeit, ich hatte wieder etwas geschafft.

Erste Knieoperation

Die Entfernung der Baker-Zyste erfolgte nach der Venenoperation im Knie. Mir wurde alles genau erklärt. Zuerst sollte mein Knie gespiegelt und anschließend die Zyste herausoperiert werden. Nach der Operation war ich erleichtert, wieder etwas überstanden zu haben. Endlich war die Zyste weg. Ein Pfleger verriet mir aber etwas beiläufig, dass das Knie nur gespiegelt und gesäubert worden war - sonst nichts. Die Zyste sei nicht entfernt worden. Wie bitte? Ich verlangte nach einem Arzt. Er bestätigte das und erklärte mir folgendes: „Wenn man den Schaden oben entfernt, dann geht der hintere Schaden (Zyste) von alleine weg.“ Aber war ich nicht zur Operation gekommen, damit die Zyste im Knie entfernt werden würde?

Nach der Kniespiegelung folgten 14 Tage auf Gehstützen und mit einem auszuhaltenden Wundschmerz am Knie. Bei den Kontrolluntersuchungen war man ganz zufrieden. Kaum waren

einige Tage ohne Gehhilfen vorbei, da meldeten sich wieder die bekannten Schmerzen im Knie. Mein Mann fuhr mich daraufhin in die Klinik. Auf die Frage, wie es mir denn ginge, musste ich meine Enttäuschung loswerden: „Mir geht es genauso wie vor der Operation. Ich möchte jetzt zuerst von Ihnen wissen, warum die Baker-Zyste noch im Knie ist. Sie wollten doch die Zyste rausoperieren!"
„Ja", meinte der Chefarzt, „das verstehe ich auch nicht so ganz."
„Wie bitte? Sie hatten mir doch versprochen, dass Sie die OP persönlich durchführen würden!"
„Ich war ja auch dabei, musste aber kurzfristig weg."
„Ach, Sie waren dabei? Und was war mit der Aussage: wenn man den Schaden oben…"
„Ja, normalerweise ist das auch so."
Er ordnete eine weitere Ultraschallaufnahme an. Sein bedenklicher Gesichtsausdruck ließ mich Böses ahnen...
„Es tut mir leid", sagte er, „die Baker-Zyste ist größer geworden, sie muss sofort raus."
Wütend entgegnete ich: „Vor drei Wochen stand auf dem Plan, dass die Zyste entfernt werden soll. Dazu gab ich mein schriftliches Einverständnis. Was haben Sie denn gemacht, wenn die Zyste noch da ist? Ich werde mir einen anderen Arzt suchen, denn zu Ihnen habe ich kein Vertrauen mehr."
Ich verließ das Zimmer und ging. Durch das unkorrekte Laufen war mittlerweile mein gesamter Bewegungsapparat gestört. Dadurch wurden die Schmerzen in Rücken, Hüfte, Steißbein und Halswirbeln unerträglich.

Der Kampf gegen die Schmerzschübe

Mehrmals pro Woche ging ich weiterhin brav zu dieser Quaddelkur. Über Nacht war meine Haut plötzlich mit roten, juckenden Flecken bedeckt gewesen. Meine Hautärztin diagnostizierte: „Ja ich weiß nicht so recht. Neurodermitis, Schuppenflechte, Ekzeme… eigentlich ist es nichts von alledem.“ Heute weiß ich, dass es eine häufige Nebenwirkung von Fluctin ist. Mir wurde eine Cortisonsalbe verordnet. Meine Rückenschmerzen wurden wieder so stark, dass ich es trotz Mieder nicht mehr ertrug. Deshalb wurde ich jeden Tag gequaddelt. Dabei ging es mir so schlecht, dass ich nicht selbst Auto fahren konnte und mein Mann mich überall hin fahren musste. Es tat mir gut, dass er mich verstand und ich ihm meine Sorgen erzählen konnte – er sah mir mein Leid an. Schmerzmittel bekam ich selbstverständlich auch, aber immer wieder wurden sie gewechselt, weil die Nebenwirkungen zunahmen. Zum Beispiel passierten mir ständig peinliche „Unfälle“, weil ich mich nicht konzentrieren konnte. Schwindelattacken, Übelkeit, Brechreiz, Händezittern, Kälteschauer, Sehstörungen, Gleichgewichtsstörungen und Angstzustände gehörten zu meinen Alltag. Laufend wurden mir Antibiotika verordnet, weil sich irgendwo im Körper wieder eine Entzündung gebildet hatte. Auch in meiner rechten Hand und im Ellenbogen waren Schmerzen dazugekommen. Manchmal spürte ich ein Brennen der Haut im Gesicht oder am Oberkörper, so als wäre man in ein Brennsesselfeld gefallen. An anderen Tagen spürte ich meine Tenderpoints so plötzlich und stechend, als würde ein Messer in den Bereichen stecken – zumindest stellte ich mir das so ähnlich vor. Auch auf andere Weise meldete mein Körper Alarmstufe ROT – manchmal einen ganzen Tag oder länger. Genauso plötzlich konnte ein Symptom verschwinden und es kehrte wieder Ruhe ein. Schmerzschübe von FMS-Patienten sind nicht vorhersehbar. Es ist sehr unterschiedlich, wann und wie der nächste Schub kommt und wie lange er einen quält. Das berichteten mir auch andere Patienten mit Fibromyalgie. Damit Magen und Darm nicht streikten, achtete ich penibel auf das Essen. Um beweglich zu bleiben, ging ich zur Krankengymnastik. Täglich cremte ich mich mehrfach ein. Ich rauchte nicht und trank keinen Alkohol, ging jeden Tag spazieren – und trotzdem streikte mein Körper. Es wurde mir alles zu viel. Was ging in meinem Körper vor? War ich zu sensibel geworden? Was müsste ich ändern? Gab es denn niemanden, der mir helfen konnte?

Irgendwann war meine Kraft einfach am Ende. Oft betete ich am Abend zu Gott: „Ich danke dir dafür, dass ich diesen Tag geschafft habe. Bitte gib mir die Kraft, dass ich den Weg hier auf der Erde schaffe, den du für mich bestimmt hast." Oft jedoch war ich so erschöpft, dass ich ohne Gebet an Gott ins Bett fiel.

Doch nach zwei, drei Stunden wachte ich wieder auf und fand keine Ruhe mehr... Wie auch immer ich mich hinlegte, es war unbequem. So wälzte ich mich im Bett hin und her, während die Nacht kein Ende nahm. Je schlechter die Nächte, desto ausgeprägter waren am nächsten Tag die Beschwerden. Klar, kaum etwas weckt die Lebensgeister mehr als eine erholsame Nacht.

Zweite Knieoperation

Zum vereinbarten Zeitpunkt erschien ich wegen der Baker-Zyste mit klopfendem Herzen in einer anderen Klinik. Bald fand der Eingriff statt. Als ich aufwachte und mein stark verbundenes Bein sah, beruhigte mich der Stationsarzt. Die Zyste war raus! Mir fiel ein Stein vom Herzen.

Danach folgten zwei Wochen an Stützen und jeden Tag Thrombosespritzen – mittlerweile machte ich das selbst.

Beim nächsten Orthopädenbesuch saß ich weinend in der Praxis. Normalerweise hatte ich mich ganz gut im Griff – an diesem Tag jedoch nicht. Wie ein Häufchen Elend saß ich im Sprechzimmer und schluchzte: „Die verschiedenen Schmerzmittel und das Fluctin, dass ich täglich nehme, machen mich eher kränker als gesünder. Ich trage ein Stützmieder für die Wirbelsäule, habe eine Handgelenkstütze, eine Armbandage. Ich gehe regelmäßig zum Hautarzt, weil mein Hautausschlag oft fürchterlich juckt und blutet. Ich werde täglich gequaddelt. Mir kommt es vor, als würde ich immer wieder zurück geworfen werden, anstatt mal einige Schritte voran zu kommen. Was soll ich denn noch alles mit mir machen lassen?"

Meine Tränen waren nicht zu stoppen.
„Sie haben ja recht", hörte ich ihn sagen, „manchmal gibt es Sachen, die verstehen wir Ärzte auch nicht. Ehrlich gesagt, Sie sind uns ein Rätsel. Aber ich werde versuchen, dass Ihre

Schmerzen gelindert werden. Ich spritze jetzt erstmal in das Knie, den Ellenbogen und heute auch mal in den Karpaltunnel am Handgelenk. Aber ich sage es Ihnen vorher, das tut an der Stelle wirklich besonders weh. Danach wird es aber besser werden."
In der Hoffnung auf Linderung stimmte ich allem zu. Die unangenehmen Spritzen in Knie und Ellenbogen war ich ja schon gewöhnt. Bei der Spritze in den Karpaltunnel lernte ich eine neue Schmerzdimension kennen - unvorstellbar. Dann hörte ich aus weiter Ferne wie der Orthopäde sagte: „Geschafft - ich weiß, wie schmerzhaft das ist" und er legte seine Hand auf meine Schulter. Am Ende der Prozedur schrieb er mir ein neues Schmerzmittel auf. Aber er gab seine Ratlosigkeit zu. Ich sagte, dass ich wohl manche Medikamente nicht vertrage. „Das kriegen wir schon hin", sagte er zum Abschied. „Wir sehen uns wieder in acht Tagen."

Ich holte die verordneten Tabletten in der Apotheke ab. Das Medikament war neu für mich. Es enthielt den Wirkstoff Diclofenac. Es wird bei leichten bis mittleren Schmerzen und Entzündungen eingesetzt, wie Rheuma, Prellungen, Zerrungen und Arthrose. Es hat fiebersenkende, schmerzstillende, entzündungshemmende und antirheumatische Wirksamkeit. Allerdings sind die typischen Nebenwirkungen Magen- und Darmbeschwerden, Störungen bei der Blutbildung und Überempfindlichkeitsreaktionen bekannt. Es kann zu Schwindel, Müdigkeit, Leberstörungen und bei äußerlicher Anwendung von Sehnenentzündungen zu allergischen Rötungen der Haut mit Schmerzbildung kommen. In Einzelfällen wird die Funktion der Nieren beeinträchtigt. Diclofenac kann unter anderem zu Nesselsucht oder Haarausfall führen oder bei einer bereits chronisch entzündlichen Darmerkrankung die Symptome verschlimmern. Bei Personen mit Histaminintoleranz kann die Histaminfreisetzung gesteigert werden.

Die Enttäuschung ließ nicht lange auf sich warten. Das neue Schmerzmittel machte mir ähnlich zu schaffen, wie die vorherigen Medikamente. Schwindelanfälle, Gleichgewichtsstörungen und so starke Magendarmstörungen, dass ich richtige Krampfanfälle bekam. Aber ich wollte das Schmerzmittel nicht gleich wieder absetzen. Der Orthopäde hatte mir klar gemacht, dass diese Nebenwirkungen nach einiger Zeit aufhörten. Leider war das bei mir nicht der Fall. Im Gegenteil, es kam schlimmer als ich es je für möglich gehalten hätte. Eines Tages hatte ich Blutgeschmack im Mund. Beim Ausspucken sah ich nur noch Blut im Becken. Ich rief sofort den Orthopäden an. Er spürte meine Angst und bat mich, sogleich in die Praxis zu kommen.

Im Sprechzimmer sagte er dann ganz trocken: „Dieses Medikament müssen Sie sofort absetzen. Das Blutspucken ist auf das

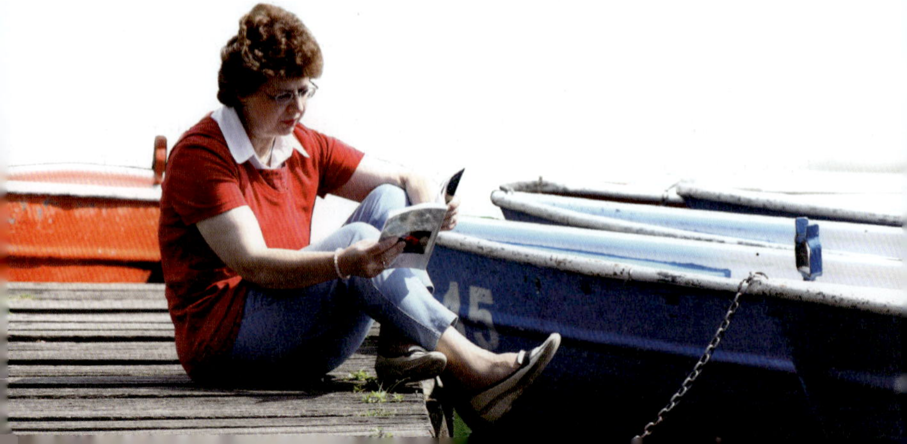

Medikament zurückzuführen. Aber machen Sie sich keine Sorgen, das geht wieder weg. Ich würde vorsichtshalber eine Magendarmspiegelung vorschlagen." Meine Reaktion kam prompt: „Wissen Sie, diese Untersuchung wurde schon etliche Male gemacht. Jedes Mal ist es für mich eine anstrengende, schmerzhafte Sache und hinterher heißt die Diagnose chronisches Magen- Darmleiden. Irgendwann bringen mich diese Behandlungen und Medikamente um!"
„Wie kommen Sie denn darauf?", fragte der Arzt.

Fibromyalgie und zu starke Reize

Nicht nur der Arzt hatte Schwierigkeiten, meine Leidensgeschichte einordnen zu können. Wenn Symptome nicht besser werden, dann ist das ein Versagen der ärztlichen Kunst – oder der Patient bildet sich alles nur ein. Hat unsere Medizin nicht für alles eine Hilfe? Das stellte ich mir zumindest so vor – und mein Lebensumfeld ebenso. Mit der Zeit begriff ich, dass meine Mitmenschen sehr unsicher reagierten, wenn es um meine Leiden ging. Wie oft hörte ich die Sätze:
„Musst du schon wieder zum Arzt?"
„Bist du immer noch krank?"
„Du siehst doch gut aus! Das kann doch nicht so schlimm sein!"
„Mach doch einfach mehr Sport!"
Das waren häufige Sätze als Reaktion wenn ich mich wegen meines Gesundheitszustandes wieder mal entschuldigen musste. Noch eine extra Bemerkung zur Empfehlung, mehr Sport zu treiben: Fast alle Patienten, die unter Fibromyalgie leiden, kennen diese

Aufforderung. Auch ich habe das oft gehört und probiert. Nach einigen Wochen Powersport bekam ich noch mehr Schmerzen. Nach Gewichten, Fitnessgeräten, Crosstrainern und Laufbändern klagte ich zunehmend über Muskelkater und Gelenkschmerzen. Natürlich meinte mein Fitnesstrainer, das sei völlig normal und würde bald verschwinden. Während meine Freundin immer fitter wurde, nahmen meine Beschwerden zu. Der Grund für den fehlenden Erfolg ist eigentlich leicht nachvollziehbar. Sport bedeutet eine erhöhte Belastung von Muskeln und Gelenken. Durch Muskeltraining wird mein Körper infolge der niedrigen Reizschwelle mit Signalen überflutet. Während einer Aktivität ist die Schmerzschwelle angehoben, man spürt noch nichts. Erst in der nächsten Nacht oder am nächsten Tag melden sich die Muskeln umso deutlicher.

Fitnesstraining im Sportstudio führte bei mir zu anhaltenden Muskelschmerzen, vor allem in der darauf folgenden Nacht.

Vorsichtig war ich auch bei anderen starken Reizen, wie z.B. kräftige Massagen, Kältereizen, lauten Geräuschen, intensiven Gerüchen, grellem Licht oder bei Anwesenheit vieler Menschen im Kino oder Theater. Ich merkte zunehmend, dass mehrere gleichzeitige Eindrücke oder Einflüsse zur Überforderung wurden. Daher ist nachvollziehbar, dass es mir auf der Couch am besten ging. Mich zu schonen erschien mir als die beste Lösung.

Die Psychoschublade

Auch ich wurde schnell zum Psychiater überwiesen. Aber ich konnte mir nicht erklären warum. Warum stand „Depression" in meinem Arztbefund? Ich selbst hatte mich nie als „lebensmüde" empfunden. Ich sprach meine damalige Ärztin darauf an. Ich wollte wissen, warum ich das Antidepressivum Fluctin als Dauermedikation nehmen müsste. Meine Rheumatologin erklärte mir, dass ein Antidepressivum die Wahrnehmung von Schmerzen im Gehirn reduziert. Bei mir funktionierte das aber nicht. Mir ging und geht es – heute wie damals – ohne Antidepressivum viel besser. Ich wurde von diesen Medikamenten sehr benommen und spürte, dass ich schnell in die Abhängigkeit hineinrutschte. Deshalb rate ich Patienten mit Fibromyalgie, ein verordnetes Antidepressivum erst einmal auszuprobieren. Wenn es hilft, kann es eventuell ein kurz- oder längerfristiges Therapiemittel sein. Wenn das nicht der Fall ist oder zu gravierenden Nebenwirkungen führt, dann sollte es mit ärztlicher Begleitung wieder ausgeschlichen werden. Mir jedenfalls halfen Dehnungsübungen und die Wassergymnastik mehr als jedes Antidepressivum. Auch spezielle Atemtechniken halfen mir, einen Weg zur Entspannung und inneren Ruhe zu finden und meine Schmerzen zu lindern.

Auswirkungen auf mein Umfeld

Natürlich war ich ängstlicher und vorsichtiger geworden. Eigentlich bin ich ein kontaktfreudiger Mensch. Daher war mein Bekanntenkreis immer sehr groß gewesen. Aber keinem meiner

Freunde konnte ich sagen, wie es mir ging oder wie ich mich fühlte. Mit wem konnte ich über alles reden?

Mein Leben mit täglichen Schmerzen lebte ich ganz allein – so als wäre es ein verborgener Teil meiner Persönlichkeit. Dass meine Tochter mich verstand und zu mir hielt, tat unendlich gut. Sie ermutigte mich immer wieder, nicht aufzugeben.
Ich hatte mehrfach das Gefühl, von vielen Menschen im Stich gelassen worden zu sein. Mein Freundes- und Bekanntenkreis wurde stetig kleiner. Ich selber hatte zu einigen Menschen den Kontakt abgebrochen, da sie mit ihren taktlosen Fragen und Redensarten zur Belastung wurden.

Für meinen Mann bedeutete meine Krankheit eine große Herausforderung. Für seine Geduld und Liebe war ich so dankbar. Immer wieder war und bin ich auf seine Hilfe angewiesen. Mit permanenten Schmerzen flossen oft die Tränen, das Lachen und Zeit für Zärtlichkeiten fielen uns deshalb schwer. Das Sexualleben blieb allein schon wegen der Nebenwirkungen von Medikamenten und Therapien auf der Strecke. Oft quälten mich Gedanken, ob auch mein Mann an mir zweifelte, wie ich das bei vielen Ärzten empfand. Immer wieder war ich gezwungen, mich mit ganzer Kraft aus dem Frustrationsloch hochzuziehen. Ich brauchte so viel Kraft, gegen meinen Körper zu kämpfen.

Ich war gezwungen, im Hier und Jetzt zu leben. Besondere Unternehmungen waren nur spontan möglich. Diese schönen Stunden gaben mir Kraft für schwere Zeiten. Oft schlief ich mit der Frage

ein: Wie geht es mir wohl morgen?
Obwohl ich gesundheitlich sehr eingeschränkt war, versuchte ich mich um andere Notleidende zu kümmern. Da ich viel Zeit in Wartezimmern verbrachte, ergaben sich immer wieder Gespräche. Meine Erfahrungen oder Tipps gab ich gerne weiter.
Früher war ich oft zum Tanzen gegangen. Meine Arbeit als Verkäuferin hatte mir immer Spaß gemacht. Aber inzwischen war ich völlig erschöpft. Manchmal war diese Kraftlosigkeit schwerer zu ertragen, als die Schmerzen. Ich wehrte mich dagegen, dass die Krankheit mich im Griff hatte – ich wollte die Krankheit im Griff haben. Das gelang mir leider nicht.

Auch meine Mutter hatte Fibromyalgie

Zwei erfreuliche Ereignisse gaben mir Kraft. Unsere Tochter erwartete ein Kind und unser Hund, eine Dachsbracke, überraschte uns mit neun Welpen. Nach aller Freude über neues Leben und Familienzuwachs, überschattete eine unerwartete Nachricht unseren Alltag. Meine Mutter verstarb unvorhersehbar. Wir alle waren fassungslos. Wieder wurde meinem Körper viel Kraft abverlangt. Neue Schmerzschübe machten sich in der Trauerzeit bemerkbar.

Erinnerungen stiegen hoch. Meine Krankheit beeinflusste natürlich auch die Beziehung zu meiner Mutter. Ihr Leben war schwer genug. Wenn sie von meinen Schmerzen hörte, machte sie sich große Sorgen. Das führte dazu, dass ich ihr immer weniger erzählte – obwohl ich mich danach sehnte, mit ihr offen reden zu können. Mit der eigenen Not andere Menschen nicht zu überfordern, war ein harter Lernprozess für mich.

Nach ihrem plötzlichen Tod tauchte bei mir die Frage auf, ob meine Mutter vielleicht auch mit Fibromyalgie zu kämpfen gehabt hatte. Schwächezustände und lange Krankheitsphasen deuteten darauf hin. Diese Frage ließ mir und meiner Schwester keine Ruh. Wir vereinbarten einen Termin bei dem ehemaligen Doktor meiner Mutter.
Unsere Frage an ihn lautete: „Könnte es theoretisch so sein, dass unsere Mutter Fibromyalgie gehabt haben könnte? Hatte auch sie mit ähnlichen Symptomen zu kämpfen?"
Ich schilderte ihm typische Beschwerden. Der Arzt wirkte überrascht. „Ihre Mutter könnte den Symptomen nach tatsächlich Fibromyalgie gehabt haben. Das war meinem Kollegen und mir damals aber nicht bewusst. Von der Erkrankung weiß man ja noch nicht so viel."

> Schon im Altertum wurden Fibromyalgie-Beschwerden beschrieben. Da die systematische Forschung jedoch noch nicht weit zurückreicht, fehlen insbesondere Beobachtungen über mehrere Generationen hinweg.

Warum war ich nicht früher darauf gekommen? Ich hätte ihr so manchen Tipp geben können, wenn uns allen die Ähnlichkeiten bewusst gewesen wären. Heute weiß ich, dass bei meiner Mutter mehrere Faktoren zusammen kamen. Sie hatte über Jahrzehnte hinweg ein chronisches Magen- und Darmleiden, begünstigt durch verschiedene Medikamente. Über Wochen hatte sie mit starken Durchfällen zu kämpfen. Dadurch gingen viele lebenswichtige Nährstoffe verloren.

Ähnlich wie meine Mutter, hatte auch ich häufig Probleme mit der Blase und Verdauung. Bis zu zwanzig Mal ließ ich Urin und zwölf Mal Stuhlgang täglich. Wie konnte man bloß so einen verrückten Körper haben?

Fibromyalgie in meiner Kindheit und Jugend

Meine Erinnerung reicht bis in die Vorschulzeit. Als ich sechs Jahre alt war, schickte man mich zur Kur, weil ich zu dünn war. Ich musste für sechs Wochen von zu Hause weg – alleine mit völlig fremden Menschen. Es gab Schlafsäle von jeweils zwölf Mädchen. Ich fand das alles nur schrecklich. Was gut gemeint war, wurde für mich zum Trauma und zum Stress.

Nach zwei Jahren wurde eine erneute Kur fällig. Soweit ich mich erinnere waren damals meine zunehmenden Schmerzen ein Thema. Experten in der Kurklinik sollten das Problem erkennen und beseitigen. Durch die Kur wurde ich kräftiger und nahm auch zu. Die Kuren waren erholsam, änderten aber nichts an den Schmerzen. Als ich älter wurde, schmerzten mir zunehmend die Arme und Beine, dann weiteten sich die Beschwerden auch auf die inneren Organe aus. Die Diagnose hieß „Wachstumsstörung".

Später wurde mir der rechte Arm für längere Zeit eingegipst oder mit einem Zinkverband verbunden. „Du willst doch gesund werden“, sagten meine Eltern immer wieder. Oh ja, wie sehr ich das wollte! Die Hoffnung auf ein Wundermittel gab ich nie auf.

Als ich mit zehn Jahren die dritte Kur antrat, quälten mich erste Magendarmstörungen. Röntgenuntersuchungen, EKG und Blutabnahmen führten zu keinem Ergebnis. Als die Kur beendet war, sagte man meinen Eltern, dass es nach den Wachstumsschüben besser werden würde. Doch nichts wurde besser. Zu den Arm- und Beinschmerzen gesellten sich zunehmend schlimme Rückenschmerzen.

Mit dreizehn Jahren folgte die nächste Kur, mit ähnlichen Untersuchungen. Die Müdigkeit und Magen- und Darmprobleme änderten sich trotzdem nicht. Verstehen konnte ich das alles nicht. Ich war genauso ratlos wie die Ärzte. Nach der Kur sollten die Zink- und Gipsverbände weitergeführt werden. Die empfohlenen Schmerztabletten waren nur für den Notfall gedacht.

Mit vierzehn Jahren begann ich eine Lehre als Einzelhandelskauffrau. Dass die Arbeit zu schwer für mich sein könnte, ahnte ich damals noch nicht. Es machte mir sehr viel Freude. Das erste Halbjahr waren wir drei Lehrlinge nur im Keller. Dort wurden aus Kisten und Säcken Obst, Nüsse und Gemüse in Tüten und Netzen abgepackt. Große Milchgefäße mussten wir von oben in den Keller befördern und dort heiß auswaschen. Damals gab es noch Frischmilch vom Bauern, sie wurde in die mitgebrachten Milchkannen abgefüllt. Durch die ständige Beanspruchung der Handgelenke wurden die Schmerzen in der rechten Hand so schlimm, dass sie eingegipst werden musste. Das erforderte eine Ruhepause. Ich hatte aber das Gefühl, dass die Ruhigstellung meine Schmerzen eher verstärkten. Die Freude war groß, als ich endlich wieder arbeiten durfte.

Mit 15 Jahren bekam ich meine Periode – ungewöhnlich stark. Meine Tage waren jeden Monat so heftig, als hätte ich eine Fehlgeburt gehabt.
Da die meisten meiner chronischen Beschwerden immer schlimmer wurden, stand mit siebzehn Jahren wieder eine Kur an. Alle versuchten mich zu ermutigen. Die vielen Untersuchungen und Blutabnahmen ergaben zur Abwechslung mal nicht die Diagnose „Wachstumsstörung“, sondern die Diagnose „Tennisarm“. Es folgten mehrmals wöchentliche Rücken- und Tennisarmspritzen. Daraufhin konnte ich etwas verspätet die Abschlussprüfung meiner Lehrzeit absolvieren. Dass ich nach der Lehre übernommen wurde, obwohl ich oft gefehlt hatte, war eine riesige Freude. Trotz Zinkverband abwechselnd an beiden Beinen, war ich wirklich sehr fleißig.

Ich verstand schon damals, dass meine Ärzte letztlich nicht wussten was mir fehlte. Manche sagten mir das auch ganz offen. Trotz aller Schmerzen arbeitete ich weiter, es lenkte mich ab. Trotzdem gab es immer wieder Phasen in denen ich von zunehmenden Schmerzen und Beschwerden überwältigt wurde.

Fibromyalgie als junge Erwachsene

Mit 25 Jahren wurde bei mir Knochenmark aus dem Brustknochen punktiert. Das dafür benötigte Instrument, sah ungefähr so aus wie ein Korkenzieher. Die Einstichstelle wurde oberflächlich betäubt. Den Knochen jedoch, aus dem das Mark gezogen wurde, konnte man nicht betäuben. Nach der Aufforderung des Arztes tief Luft zu holen, stach er mit der Nadel in das Mark und zog es sofort wieder heraus. Es war furchtbar.

Im Rahmen eines mehrwöchigen Klinikaufenthaltes in Aachen wurde die gleiche Knochenmarkspunktion noch einmal durchgeführt – obwohl die letzte nur wenige Monate zurück lag. Es hieß, dass bei der ersten Knochenmarkspunktion keine Auffälligkeiten gefunden wurden.

Als ich versuchte die zweite Punktion zu verweigern, erklärte man mir: „Wenn Sie die Untersuchung verweigern, hindern Sie die Ärzte an der Aufklärung der rätselhaften Krankheit. Das könnte Ihre Krankenkasse dazu veranlassen, sämtliche zukünftige Medikamente und Behandlungen nicht mehr zu bezahlen…“

Nach meinem damaligen Wissen schien mir nichts anderes übrig zu bleiben, als diese Punktion noch einmal durchstehen zu müssen.

Nach einiger Zeit kam das Ergebnis: Die Punktion hatte keine neuen Erkenntnisse erbracht.

Mit 26 Jahren schlichen sich Gleichgewichtsstörungen ein. Der damalige Arzt ordnete mir zehn Infusionen an, die die Gleichgewichtsstörungen beseitigen sollten. Bereits nach der zweiten Behandlung wurde mir sehr übel. Der damalige Arzt beruhigte mich mit dem Versprechen, dass es mir spätestens nach der fünften Infusion viel besser gehen würde. Als ich nach der fünften zu Hause ankam, begann ich plötzlich fürchterlich zu frieren. Meine Schwester bemerkte mein Zittern und rief die Ärztin.

Diese vermutete, dass ich aufgrund einer Allergie Fieber bekommen hätte. Das Thermometer zeigte tatsächlich 41 Grad! Die Ärztin veranlasste, dass ich sofort ins Krankenhaus eingeliefert wurde. Danach folgten zwei kritische Tage mit vielen kalten Wadenwickeln. Ich hatte tatsächlich allergisch auf das Medikament in der Infusion reagiert. Der Arzt, der mir die Infusionen verabreicht hatte, war sehr betroffen und entschuldigte sich vielmals. Man hätte ihm gesagt, das Mittel sei lange erprobt worden. Dieses stellte sich im Nachhinein als falsch heraus.

Übrigens waren meine Gleichgewichtsstörungen einige Monate später weg, als mir in einer weiteren Operation meine eitrigen Mandeln entfernt wurden.

Zwei Jahre nach diesem Vorfall wurde mir ein dreiwöchiger Klinikaufenthalt angeboten, um durch neue Untersuchungen endlich die Ursache meiner unerträglichen Schmerzen herauszufinden. Zuversichtlich ging ich in die Klinik, und ließ mich untersuchen. Nach den ersten zwei Wochen, wurde eine Nierenuntersuchung mit Kontrastmittelgabe durchgeführt. Ich vertraute den Ärzten. Kurz nach der Untersuchung begann alles an meinem Körper anzuschwellen, die Augenlider sah man nicht mehr, die Lippen verloren ihre Form und die Finger fühlten sich an, als ob sie gleich platzen würden. Acht Ärzte eilten herbei und schnellstens wurde mir eine Infusion gelegt. Es war eine Allergie gegen Kontrastmittel. Nie wieder dürfe mir so etwas gespritzt werden, hieß es.

> Eine operative Entfernung eines Organs oder Körperteils hat immer Auswirkungen auf das gesamte Gleichgewicht des Körpers.

Mit knapp 30 Jahren bekam ich plötzlich unerträgliche Zahnschmerzen, ohne dass der Zahnarzt etwas feststellen konnte. Ich wurde mehrere Male untersucht. Es fiel ihm nichts mehr anderes ein, als mir sämtliche Zähne des Oberkiefers und „nur" die Backenzähne des Unterkiefers zu ziehen.
Nach einiger Bedenkzeit und weiteren Debatten mit dem Zahnarzt, wurde in drei Sitzungen die Prozedur durchgezogen. Im Unterkiefer blieben noch sechs Zähne stehen.
Nachdem die Zähne gezogen wurden, ließen die Schmerzen tatsächlich nach.

Nach dieser Prozedur sollte ein Lymphknoten für eine genauere Untersuchung meiner rätselhaften Krankheit herausgeschält werden. Mir wurde erklärt, dass ein oberflächlich liegender

Lymphknoten in der Leiste mit einer örtlichen Betäubung leicht heraus operiert werden könnte. Von wegen oberflächlich! Der Lymphknoten lag so tief in der Leiste, dass es sich als sehr schwierig und schmerzhaft erwies, ihn herauszuholen. Die Wunde entzündete sich und wurde eitrig. Es vergingen Wochen, bis alles wieder verheilt war.

Was ließ ich nicht alles mit mir machen, wenn darin nur ein kleiner Hoffnungsfunke lag.

Entfernung der Eierstöcke und Gebärmutter

Vor nicht allzu langer Zeit stellte sich heraus, dass ich Zysten an den Eierstöcken hätte. Zusätzlich war meine monatliche Regelblutung so schlimm, dass ich oft Angst hatte zu verbluten. Mir wurde dringend zu einer Entfernung beider Eierstöcke und der Gebärmutter geraten und das Zinkpräparat „Lösferon" verschrieben. Ich würde sonst noch mehr abbauen, hieß es. Heute weiß ich, dass diese heftigen Blutungen klassische Nebenwirkungen mancher Medikamente und Folgen einer hormonellen Störung waren.

Die Gebärmutter und die Eierstöcke wurden mir entfernt. Die Schmerzen nach der Operation waren sehr schlimm. Menschen die an FMS erkrankt sind, wissen was ich meine. Die operierten Körperstellen reagieren viel stärker als bei gesunden Menschen. Ich erinnere mich an die Ratlosigkeit in den Gesichtern der Ärzte. Nach zwölf Tagen in der Frauenklinik wurde ich mit vielen

Hinweisen und Tipps entlassen. Ich solle nicht schwer tragen, nicht staubsaugen usw. Da ich schon einiges hinter mir hatte, wusste ich sehr wohl, dass die Hinweise ernst zu nehmen waren – und hielt mich auch daran.

Kur bei Fibromyalgie

Ich kann jeden der an Fibromyalgie leidet eine Kur empfehlen. Auch wenn bei den früheren Kuren die Fibromyalgie nicht erkannt worden war, waren sie doch nicht umsonst gewesen.

Vor kurzem war ich wieder in einer Kur. Dort erkannte der Kurarzt, dass ich bisher über meine Krankheit nicht aufgeklärt wurde und so gut wie nichts darüber wusste. In dieser Kurklinik wurde ich durch den Kurarzt das erste Mal über Fibromyalgie aufgeklärt. Mir wurden die wichtigen Zusammenhänge von Ursachen und Beschwerden erläutert.

In einem langen Gespräch hatte sich der Kurarzt sehr viel Zeit für mich genommen.
Er begann das Gespräch folgendermaßen: „Ich habe mir Ihre Unterlagen durchgelesen. Fangen wir doch mal in Ihrer Kindheit an. Können Sie sich an den Beginn Ihrer Beschwerden erinnern?"
Was Sie durch die vorausgegangenen Kapitel bereits wissen, berichtete ich dem Arzt. Er hörte mir aufmerksam zu. Seine Antwort überraschte mich: „Nach all dem, was Sie mir berichtet haben, bin ich nur entsetzt. Ich kann sehr gut nachempfinden, dass Sie sich mit all den Problemen allein gelassen fühlten. Ehrlich gesagt, die

völlig unnötigen Eingriffe die bei Ihnen durchgeführt wurden, sind eine Schweinerei. Viele Ärzte haben über die Zusammenhänge und Behandlung von Fibromyalgie keine Ahnung. So entstehen Fehlbehandlungen, die eher schädlich als nützlich sind. Ich werde Ihnen einen Behandlungs- und Übungsplan erstellen, damit Sie auch für zu Hause Erleichterung bekommen."

Zum Schluss meinte der Arzt: „Wenn Sie verstehen was Fibromyalgie ist, was in ihrem Körper passiert, wird Ihnen einiges viel leichter fallen. Mit Rheuma hat Fibromyalgie gar nichts zu tun."

> Mir tat die Physiotherapie während der Kur sehr gut. Vor allem die Übungen mit dem Gymnastikball und die individuellen Dehnübungen mit dem Thera-Band.

Fassungslos sah ich den Arzt an. „Aber Herr Doktor, warum sagt mir denn keiner, dass all meine Symptome zu der Krankheit Fibromyalgie dazu gehören. Ich dachte immer, Fibromyalgie betrifft nur Gelenke und Knochen!"
„Ich werde Ihnen Übungen mitgeben, die Ihnen helfen werden. Finden Sie heraus, was Ihnen gut tut! Besorgen Sie sich Fachliteratur und kämpfen Sie nicht gegen Ihren Körper, sondern für ihn."

Bei dieser Kur wurden mir Übungen mit dem Gymnastikball und Gymnastikband gezeigt, die ich täglich zu Hause durchführen konnte. Begeistert stürzte ich mich auf die praktische Umsetzung. Mit dem Gymnastikband kann man sogar im Bett beweglich bleiben. Noch einfacher waren die Fingerübungen – mit und ohne Wasser. Mit dem Katzenbuckel dehnte ich den Rücken und legte mich danach auf den Bauch. Ich lernte ungünstige „Schonhaltungen" zu vermeiden. Immer wenn meine Kniekehlen stark schmerzten, streckte ich die Beine ganz aus und drückte sie durch. Genau dasselbe mit den Fingern, auf und zu und ganz lang machen.

Noch etwas wurde mir wichtig: Ich brauchte einen gleichbleibenden Tagesrhythmus und regelmäßige Ruhepausen!

Seit ich um die Zusammenhänge der Fibromyalgie weiß, gehe ich anders mit meiner Krankheit um. Ich muss nicht nach weiteren Ursachen meiner Beschwerden suchen. Dieser Kuraufenthalt hatte mir sehr viel gebracht.

Nach dieser Kur ging ich nicht mehr zu meiner gewohnten Hausärztin zum Quaddeln und Spritzen. Das Vertrauen zu ihr war restlos verschwunden. Sie war offensichtlich nicht ausreichend ausgebildet gewesen, um FMS-Patienten richtig zu behandeln.

Arbeitsunfähigkeit und Rentenantrag

Durch die vielen krankheitsbedingten Fehltage und beeinträchtigenden Beschwerden war eine erneute Arbeitsaufnahme nicht mehr denkbar. Seit über einem Jahr war ich nun schon arbeitsunfähig. Mein Arzt empfahl mir, einen Rentenantrag zu stellen.

Einige Wochen nach dem Einreichen des Rentenantrags bekam ich die Aufforderung zum Gutachtertermin. Es sollte geprüft werden, ob die Voraussetzungen (z.B. die Beitragszeiten) hierfür vorlagen und ob eine Rente wirtschaftlich sinnvoll sei. Ist die Rente nämlich einmal gewährt, dann werden andere Leistungen wie Krankengeld oder Arbeitslosengeld eingestellt. Man kann dann nicht mehr von der Rente zurücktreten, nur weil man sich damit schlechter stellt. Was sollte ich den Gutachtern erzählen? Wer würde mir meine ganze Leidensgeschichte glauben? Konnte da nicht jeder kommen und Schauermärchen erfinden? Ich beschloss, mir alle Arzttermine bescheinigen zu lassen, auch die Krankengymnastik.

Als ich die Liste schwarz auf weiß sah, konnte ich es kaum glauben. Dazu suchte ich sämtliche Röntgenbilder zusammen. Um gut gerüstet zu sein, packte ich noch alle Hilfsmittel in einen Korb, die mir meinen Alltag leichter machten: Stützmieder, Handgelenkbandage, Armbandage, Tabletten, Salben und Gymnastikband.

Bei der Behörde angekommen, ging es eine lange Steintreppe nach oben. Die vielen Stufen fielen meinen Beinen schwer. Ich musste meinen Korb zweimal auf der Treppe abstellen, bis ich in mehreren Etappen oben ankam.
Die Dame am Schreibtisch nahm meine Unterlagen entgegen und sah sie konzentriert durch. Ihr Gesicht verriet mir, dass die vielen Termine und Berichte etwas in ihr auslösten. Ich wurde hier ernst genommen und das tat gut!

Einige Wochen später bekam ich Post von der Rentenzentrale: Meine Rente war bewilligt. Ich war sehr froh und dankbar dafür. So gerne ich arbeiten würde – mein Körper sperrte sich mit schmerzenden Händen und Füßen.

Die Einstufung zur Pflegestufe

Schließlich wurde auch die Überprüfung zur Einstufung zur Pflegestufe nötig. Dafür kam eine Mitarbeiterin vom „Medizinischen Dienst" zu mir nach Hause. Sie saß mir gegenüber und guckte nicht gerade freundlich. Ich sollte aufzählen, wo und wie viel Hilfe ich im Laufe eines Tages benötigte.
So beschrieb ich meinen ganz normalen Alltagswahnsinn:
„Es fängt früh im Badezimmer an. Mit meinen steifen Fingern kann ich die Zahnpastatube nicht aufdrehen. Mein Mann muss mir beim Duschen helfen. Ich kann Bluse und Hose nicht zuknöpfen. Auch meine Haare kämmt mein Mann, weil ich die Arme nicht hochheben kann. Schuhe mit Schnürsenkeln meide ich. Wasser in die Kanne füllen oder Flaschen aufschrauben kann ich nicht. Marmelade, Honig, alle Gläser und Gefäße muss mir mein Mann aufschrauben. Beim Einschenken des Morgenkaffee oder Tee, fällt mir die Kanne aus der Hand, ebenso das Glas oder die Tasse beim Trinken. An schlimmen Schmerztagen schmiert mir mein Mann das Brot. Zum Öffnen einer Dose oder eines Behälters brauche ich ihn genauso wie zum Säubern von Kartoffeln oder Gemüse. Sogar meine Tabletten richtet er mir her, da ich sie mit meinen Fingern nicht aus den Packungen drücken kann. Zu Terminen werde ich von ihm gefahren. Durch die Nebenwirkungen der

starken Medikamente, also Schwindel, Konzentrationsprobleme, Sehstörungen, Zittern der Hände und Beinschmerzen, bin ich nicht in der Lage, selbst Auto zu fahren. Meine Tochter besucht mich einmal im Monat zum Waschen der Gardinen, Wechsel der Bettwäsche und ähnlichen Dingen. Außerdem habe ich eine Haushaltshilfe zum Bügeln. Was mir besonders Sorgen macht, sind meine immer dicker und steifer werdenden Beine und Finger. Ich frage mich, ob ich bald einen Rollstuhl brauche. Treppen oder Hindernisse sind kaum zu bewältigen. Alles fällt mir aus den Händen, weil meine Hände steif und kraftlos sind. Von den Schlafstörungen will ich gar nicht reden."

Fleißig schrieb die Dame vom Amt alles mit. Schließlich atmete sie auf und sagte:
„Ich muss zugeben, dass Sie wirklich sehr eingeschränkt sind. Für jede Hilfe ist eine bestimmte Zeit festgelegt. Ihnen fehlen ein paar Minuten für die Pflegestufe 1."
„Ein paar Minuten zur Pflegestufe 1?" fragte ich.
„Ja, das schreibt der Gesetzgeber so vor. Den endgültigen Bescheid bekommen Sie demnächst zugeschickt. Ist es eine Ablehnung, machen Sie in Kürze einen Neuantrag. Vielleicht klappt es ja beim zweiten Mal."
Wir verabschiedeten uns.

Es geht aufwärts

Als es mir an einem Tag etwas besser ging, fuhr ich kurz entschlossen mit dem Bus in die Stadt. Ich sah mir dort das

Schaufenster eines Juweliers an. Ein Paar Ohrringe gefielen mir besonders gut. Leider hatte ich keine Ohrlöcher, denn ich hatte immer Angst vor dem Schmerz des ersten Einschießens. Plötzlich lächelte ich vor diesem Schaufenster über mich selbst. Hatte ich nicht schon so viel Schmerz ausgehalten? Und trotzdem hatte ich Angst, winzig kleine Ohrlöcher stechen zu lassen? Entschlossen betrat ich den Laden. Eine freundliche Verkäuferin kam mir entgegen.

„Was kann ich für Sie tun?"
„Ich möchte mir Ohrlöcher stechen lassen. Tut das sehr weh?"
Sie erklärte mir, was passieren würde und ich willigte ein. Mit klopfendem Herzen saß ich vor ihr.
„Das war's", meinte sie.
„Was, so schnell? Ich dachte es tut weh!"

In einem Spiegel sah ich die ausgesuchten Heilstecker an meinem Ohr. Ich freute mich, dass ich über meinen eigenen Schatten gesprungen war. Mit 50 Jahren trug ich zum ersten Mal Ohrringe! Kaum zu glauben, aber wahr! Was für ein tolles Gefühl!

Genussvoll aß ich hinterher ein Eis. An diesem Tag fühlte ich mich richtig gut.

Ich denke bei Fibromyalgie gibt es eine enge Beziehung zur Angst. Durch Angst wird das Schmerzempfinden intensiviert. Durch dieses kleine Erlebnis ist mir das wieder bewusst geworden. Da mir die Dame in einer angenehmen Atmosphäre freundlich erklärte was gleich passieren würde, zügelte das meine Angst vor dem bevorstehenden Ohrlochschießen. Genauso ist es beim Arzt. Finden kleine Eingriffe z.B. eine Spritze oder Blutentnahme in einer angstfreien, entspannten Atmosphäre statt, ist der Schmerz bei mir nur halb so groß. Wenn ich jedoch nicht weiß, was der Arzt gerade tut, bin ich unsicher oder unzureichend aufgeklärt, dann steigt die Angst, die Anspannung und damit auch das Schmerzempfinden. Bezüglich des Fibromyalgie-Syndroms heißt das: Angst verstärkt Schmerzen. Schmerzen werden vor allem dann unerträglich, wenn sie mit dem Gefühl der Bedrohung, der Unsicherheit oder der Hoffnungslosigkeit verbunden sind. Doch der Zusammenhang gilt auch umgekehrt. Dauerschmerzen verstärken die Angst, vor allem wenn die Schmerzen nicht erklärbar sind. Bei Angst setzt ein Mechanismus ein, der für unsere Vorfahren einst ein wichtiger Schutzfaktor war: eine allgemeine Schärfung der Sinne und der Sensibilität. Wie der Schmerz ist die Angst eines der stärksten Warnsignale, das uns vor drohender Gefahr aus der Umwelt schützen soll. Der damit verbundene Impuls ist natürlicherweise die Flucht, wie bei einem Tier.

Quadrantenoperation

Meine Tochter brachte mir eines Tages ein neues Buch mit: „Fibromyalgie - Heilung ist möglich" von Professor Dr. Johann Bauer. In diesem Buch fand ich mich auf vielen Seiten wieder. Viele Betroffene beschrieben, dass sie u.a. das Gefühl hätten, ihnen stecke ein Messer in Armen und Hüften, in den sogenannten Tenderpoints.

Im Buch von Prof. Bauer las ich auch etwas über eine Quadrantenoperation, die heilen oder Besserung bringen sollte. Es leuchtete mir ein, was Professor Bauer in dem Buch erklärte und beschrieb. Für mich stand bald fest, dass ich bei diesem Arzt einen Termin wollte.

Was geschieht bei der Quadrantenoperation?

Bei der Quadrantenoperation werden Durchtrittstellen von Arterie, Vene und Nerv von narbenartigen Belägen befreit, wodurch eine Schmerzreduktion erzielt werden soll. Ich erfuhr, dass die Quadranten-Intervention die einzige Behandlungsmethode sei, die das Kompressionssyndrom (Druckschmerzen) der kleinen Nerven behebt. Damit sollte eine bleibende Beschwerdefreiheit von den durch Fibromyalgie bedingten Schmerzen und Beschwerden in den Gliedmaßen erzielt werden. Nur wenn der Erfolg der ersten Operation gewährleistet ist, die Schmerzen in den Wochen danach deutlich nachlassen oder verschwinden, entscheidet der Patient, ob er den Eingriff auch für die anderen Gliedmaßen möchte. Der Patient kann dann in Absprache mit dem Arzt schrittweise bisherige Medikamente und Behandlungen absetzen. Natürlich bleiben bereits vorhandene Gelenk- und Kapselschäden, Operations- und Unfallfolgen erhalten. Nicht beheben kann die Operation altersbedingte Beschwerden in den Gliedmaßen. Wenn 1000 Menschen operiert werden, besteht die Gefahr, dass die Operation bei 70 (7%) von ihnen nichts bringt, sodass danach keine Verbesserung zu spüren ist.
20 (2%) von diesen 1000 Patienten erleben, dass der Verband in

den ersten 24 Stunden durchblutet, oder dass sich eine Entzündung entwickelt. Aus diesen Gründen ist die Verbandskontrolle am Tag nach der OP unbedingt nötig – d.h. der Patient muss in einem Hotel oder in einer Pension übernachten und am nächsten Morgen wiederkommen. Nicht immer verheilt die Operationswunde so problemlos, dass die Narbe nur noch wie ein dünner Bleistiftstrich aussieht.

Die erste Quadrantenoperation

Telefonisch vereinbarte ich einen Termin bei diesem Prof. Bauer. Die Wartezeit betrug zehn Wochen. Doch glücklicherweise klingelte ein paar Tage darauf das Telefon. Ich erhielt die gute Nachricht, dass in drei Wochen ein Termin frei wurde, weil ein Patient abgesagt hatte. Ich beschloss, am nächsten Morgen mit meinem neuen Hausarzt darüber zu sprechen. Nachdem er das Buch gelesen hatte, ermutigte er mich zu den nächsten Schritten.
„Ich gehe davon aus", meinte er, „dass Prof. Bauer sehr genau weiß, was er da macht. An Ihrer Stelle würde ich mich bei ihm anmelden. Aber ich glaube nicht, dass Sie dadurch ganz geheilt werden. Dass ihre Schmerzen in Armen und Beinen weniger werden, kann ich mir vorstellen. Wenn das tatsächlich funktioniert, sollte diese

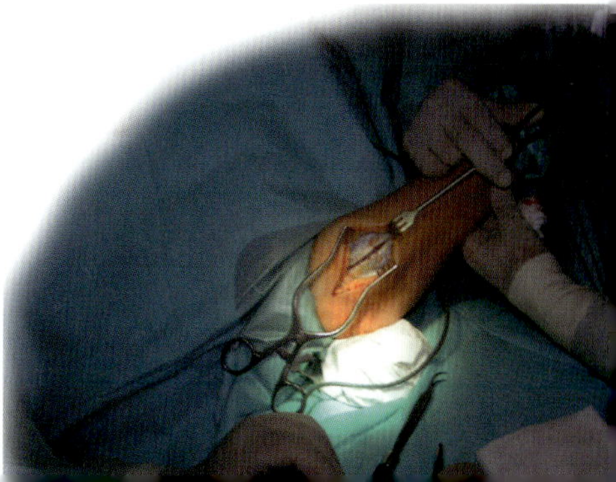

Vorgehensweise von Prof. Bauer mehr Anerkennung bekommen und in der Öffentlichkeit Beachtung finden."

Auf dem Heimweg dachte ich über das Gespräch nach. Mein Arzt hatte Recht. Ich musste mit der Krankheit an die Öffentlichkeit. Aber wie? Mein erster Gedanke war das Fernsehen. So kam es, dass ich in unserer Fernsehzeitung Sendungen suchte, die über gesundheitliche Themen berichteten. Mutig rief ich bei der ARD an. Ich teilte dem freundlichen Herrn am Telefon mit, dass ich mich an die Medien wenden möchte, um über die Krankheit Fibromyalgie zu berichten. In wenigen Sätzen schilderte ich, um was es bei Fibromyalgie geht und erzählte aus meiner eigenen Geschichte von den typischen Fehlbehandlungen.
„Rufen Sie doch mal bei der Sendung Brisant an", antwortet mein Gesprächspartner und gab mir die entsprechende Telefonnummer. Auch dort hörte man mir interessiert zu. Nach dem ausführlichen Gespräch wollte die Redakteurin Unterlagen und weitere Informationen. Sofort setzte ich mich hin und tippte einen Brief.

Am nächsten Morgen klingelte das Telefon. Die Dame von Brisant wollte noch einiges von mir wissen, vor allem wann meine geplante Quadrantenoperation bei Prof. Bauer wäre.
„In zehn Tagen", sagte ich.
„Wir werden das meiste Ihrer Operation bei Prof. Bauer filmen und einen kleinen Ausschnitt in unserer Sendung bringen. Endgültigen Bescheid bekommen Sie kurzfristig."

Am Abend vor meiner Fahrt zu Prof. Bauer kam dann der Anruf

von der Redaktion. Sie bestätigten mir, mit einem Kamerateam dabei zu sein! Das war ein verheißungsvoller erster Schritt in Richtung Aufklärung in der Öffentlichkeit.

Nach einer quälenden Fahrt mit der Bahn kamen meine Bekannt die mich begleitete, und ich in München an. Der Rücken schmerzte, die Beine waren trotz vieler Übungen im ICE dick und steif geworden. Stöhnend stieg ich aus dem Zug.

Mit Herzklopfen betrat ich die Praxis. Die Freundlichkeit, die mir in der Praxis entgegen kam, ließ alle Aufregung und Angst verschwinden. Mit einer weiteren Patientin im Wartezimmer kam ich ins Gespräch. Sie erzählte mir von einigen Fehloperationen und fragwürdigen Behandlungen bezüglich Fibromyalgie, die ihr eher geschadet als geholfen hatten. Oh, wie gut ich das auch aus meinem eigenen Leben kannte!

Kurz darauf erschien Prof. Bauer. Er begrüßte mich ungewohnt herzlich. Er wollte erst einmal hören, warum ich zu ihm gekommen war. Damit sicher war, dass die Quadrantenoperation bei mir auch wirklich helfen würde, wurde ich gründlich untersucht. Er würde noch heute operieren, falls die Untersuchungsergebnisse für eine Operation sprechen würden. Er stellte mir viele Fragen, machte sich Notizen mit Hilfe einer Schmerzskala. Ähnlich wie meine Rheumatologin untersuchte er die sogenannten „Tenderpoints“, die schmerzempfindlichen Stellen. Dazu drückte er auf bestimmte Punkte an Armen und Beinen.
„Merken Sie hier etwas?“

„Nein, da ist nichts."
„Und hier?" Er ging mit seinem Finger nur ein kleines Stück weiter und schon ließ ich einen Schrei los.
„Das habe ich mir gedacht", sagte er. „Ich habe erst neben den Tenderpoint gegriffen und dann auf die richtige Stelle. So erkennt man gut Simulanten – die gibt es leider auch."
So wurden viele Stellen abgetastet. Als Prof. Bauer an meine Knöchel und Beine kam, sprang ich fast vom Untersuchungstisch vor Schmerz.
„Sie leiden an Fibromyalgie im schwersten Ausmaß. Ich operiere heute den oberen rechten Quadranten am Arm. Sind Sie immer noch entschlossen, dass die Operation durchgeführt werden soll?"
Meine Antwort kam sofort: „Natürlich! Ich habe schon soviel mitgemacht. Mich könnten Sie von oben bis unten aufschneiden – Hauptsache, es hilft."
Später sollte nur eine Narbe der Operation bleiben.
Ich war überhaupt nicht aufgeregt. Die freundliche Art tat einfach gut. Da waren Menschen am Werk, die mich verstanden, die mich ernst nahmen und wussten, wovon ich sprach. Schwester Lieselotte drückte meine Hand.

Ich hörte nur noch aus weiter Ferne, wie die Reporter vom Fernsehteam alle Kameras in Position brachten und immer wieder Fragen stellten.

Als ich wieder zu mir kam, schaute ich in freundliche Gesichter. „Jetzt haben Sie natürlich Wundschmerzen", sagte Schwester

Lieselotte. „Sie bekommen gleich eine Schmerztablette und bei Bedarf nehmen Sie am späten Abend und nachts noch eine."

Das Fernsehteam war von der Operation und vor allem von den Erklärungen Prof. Bauers begeistert. Mich hatte man freundlich in das gemütliche Wartezimmer geführt, in dem meine Begleiterin auf mich wartete und sofort nach meinem Befinden fragte. Etwas benebelt registrierte ich: „Irgendwie habe ich keine Rückenschmerzen. Heute früh kam ich kaum aus dem Zug und jetzt sind die Schmerzen wie weggeblasen." Die Crew vom Fernsehteam stand in der Tür und hörte unser Gespräch. Auch ihnen musste ich die fehlenden Rückenschmerzen immer wieder bestätigen. Schwester Lieselotte kam dazu und freute sich an unserer Fassungslosigkeit. Sie kannte das von vielen anderen Patienten.

Später fragte meine Begleiterin immer wieder: „Hast du immer noch keine Rückenschmerzen?"
Wir konnten es beide nicht fassen.

Am nächsten Tag musste ich zum Verbandswechsel in die Praxis zurück. Prof. Bauer war sehr zufrieden. Er empfahl mir, auch die anderen Quadranten bei ihm operieren zu lassen. Prof. Bauer klärte mich über die Möglichkeit einer vorübergehenden Erstverschlimmerung auf, die aber mit dem Ausheilen verschwinden sollte.

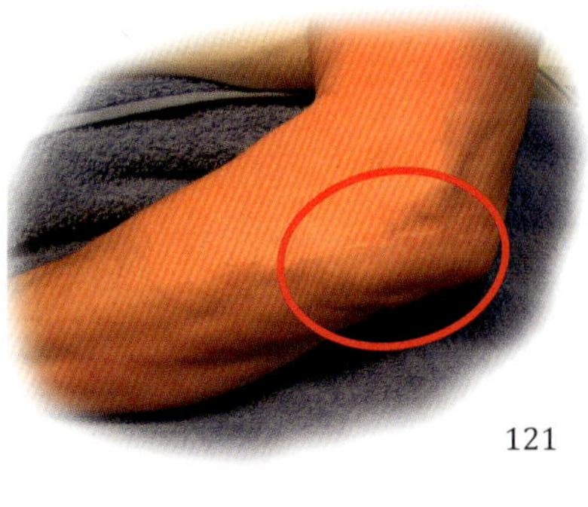

Das kannte ich von verschiedenen Medikamenten. Er gab mir ein Merkblatt mit allen wichtigen Verhaltensweisen und Übungen, die ich innerhalb der nächsten Wochen beachten sollte.

Mein Rücken blieb bis heute schmerzfrei und erinnert mich täglich an den Erfolg der ersten Operation. Die Wunde am Arm spürte ich vorläufig noch und auch die Finger blieben zunächst noch etwas dick. Aber es war kein Vergleich zu allem Vorhergehenden. Was für ein Gefühl keine Rückenschmerzen mehr zu haben und dieses einengende Mieder nicht mehr tragen zu müssen.

Nach mehreren Monaten wurde der Fernsehbeitrag über meine Quadrantenoperation in Brisant gesendet. Durch diese Erfahrung ermutigt, wollte ich nach weiteren Möglichkeiten suchen, um anderen Patienten mit Fibromyalgie von den Hilfsmöglichkeiten für FMS-Betroffene zu erzählen. Welche Zeitschriften könnten Interesse an dem Thema haben?
Zu Hause telefonierte ich mich bis zur Redaktion einer Frauenzeitschrift durch. Sie hörten mich in einem längeren Gespräch an und versprachen mir, das Thema in der nächsten großen Redaktionskonferenz vorzustellen. Tatsächlich bestand ein sehr großes Interesse. Die Redakteure wollten bei meiner zweiten Quadrantenoperation vor Ort dabei sein.

Die zweite Quadrantenoperation

Die drei Monate bis zur nächsten Operation vergingen schnell und meine zweite Reise nach München stand mir bevor. Diesmal sollte es der Quadrant am linken Bein sein. Zwei Reporter und meine Tochter begleiteten mich diesmal.

„Haben Sie Angst?" fragte mich einer der Redakteure auf dem Weg zum Operationssaal. „Nein", antwortete ich, „im Gegenteil. Ich freue mich, dass ich operiert werde." Ungläubig sah er mich an. „Wenn Sie nur einen Tag solche Schmerzen hätten wie ich, dann würden Sie meine Freude auf die Operation nachvollziehen können."

Etwas später saß ich auf dem Operationstisch. Wie beim ersten Mal war alles gut verlaufen. Die Reporter machten Fotos und stellten Fragen. Doch was die Fotos nicht zeigen konnten, war die liebevolle, warme Atmosphäre in der Praxis. Schwester Lieselotte hatte mehrfach meine Hand gehalten und mir über die Wange gestreichelt. Das waren nur kleine Gesten – aber für mich unbezahlbar. Dieses behutsame Umgehen mit Patienten ist so selten in der Medizin. Ich hatte es vorher jedenfalls noch nie erlebt.

Nach der Operation brachte uns ein Taxi ins Hotel. Wie schön, dass meine Tochter mitkommen konnte. Mit ihrer Hilfe kam ich gut zurecht. Obwohl ich nach der Operation Schmerzen hatte, schlief ich bereits im Taxi ein.

Genau wie beim ersten Mal, saßen wir am nächsten Morgen gemütlich beim Frühstück im Hotel. Wir kamen dort mit weiteren Patienten, die an Fibromyalgie litten, ins Gespräch. Sie warteten ebenso mit Verbänden an Armen oder Beinen auf die Nachuntersuchung. Immer wieder hörten wir fast identische Geschichten von unendlich viel Leid. Warum wusste unsere aufgeklärte Welt so wenig über Fibromyalgie? Das ermutigte mich erneut, mit dem Thema mehr in die Öffentlichkeit zu gehen.
Bei meiner Nachuntersuchung war wieder alles in Ordnung. Mit den bereits bekannten Anweisungen wurde ich verabschiedet.
Dabei machte Prof. Bauer mich noch auf eine Besonderheit aufmerksam:
An meinem Knöchel lagen die Blutgefäße nicht gerade, sondern sahen eher wir ein geflochtener Zopf aus. Er malte mir das für meinen Hausarzt auf.
Die nächste Operation sollte in circa drei Monaten erfolgen.

Zu Hause machte ich täglich die vorgeschriebenen Übungen, trotzdem waren die ersten drei schmerzvollen Wochen zu überstehen. Da ein Großteil der Schmerzmittel und Medikamente immer seltener nötig waren, besserten sich zusehends meine Magen- und Darmbeschwerden.

Erfahrungen mit Medikamenten

Die Reporter des Fernsehteams sollten zu mir nach Hause kommen um mich für einen weiteren Artikel zu interviewen und Fotos zu machen. Sie baten mich, alle Schmerzmittel, Spritzen,

Mieder, Gelenkstützen usw. bereit zu halten. Zum Glück hatte ich das meiste davon nicht weggeworfen. So mistete ich meinen Medikamentenschrank aus und breitete alles auf dem Tisch aus. Als ich den beachtlichen Berg an Medikamenten sah, staunte ich.

Da lagen beispielsweise Tramadoltropfen, die hatte ich nach wenigen Tagen wegen Schwindel, Übelkeit, Durchfall, Konzentrationsproblemen, Kopfschmerzen und Kreislaufschwierigkeiten abgesetzt.
Genauso das typische Fibromyalgie-Schmerzmittel Bextra 20 mg. Auch dieses Medikament hatte ich wegen der Nebenwirkungen nur kurz genommen.
Vioxx 25 mg fiel mir wieder in die Hände. Allein beim Anblick der Schachtel bekam ich Schweißausbrüche. Vioxx ist inzwischen nicht mehr auf dem Markt, denn in den USA waren einige Patienten daran gestorben.
Meine Novalgintropfen fand ich auch noch. Schon beim Lesen des Beipackzettels wurde es mir schlecht. Am besten erinnerte ich mich an die Nebenwirkungen Bewusstlosigkeit und Kreislaufschock. Was man in Deutschland kaum weiß: In den USA wurden diese Tropfen bereits Anfang der 70er Jahre verboten, weil es in manchen Fällen das Blutbild und Rückenmark lebensgefährlich zersetzt. Deshalb sollten unter der Einnahme regelmäßige Blutkontrollen erfolgen. Aber wenn ich meine Ärzte auf die Nebenwirkungen aufmerksam machte, änderte sich nichts an der Verordnung oder es wurden andere Schmerzmittel mit dem gleichen oder einem ähnlichen Wirkstoff ausprobiert.
Genauso ging es mir mit Zaldiar 37,5 mg - angefangen und

aufgehört. Die Nebenwirkungen waren nicht ertragbar.
Unter dem Medikament Deltaran hatte ich mich selbst nicht mehr gekannt. Schwindel, Benommenheit, Verwirrtheit, Ohrensausen, Müdigkeit, verschwommenes Sehen… Ich wollte Mensch bleiben und normal denken und handeln können. Dies fiel mir unter der Behandlung mit Psychopharmaka schwer. Erst viel später – eigentlich zu spät – lernte ich alternative und besser verträgliche Mittel kennen.
Was ich außerdem noch im Schrank fand, war Pantozol 20 mg. Es sollte circa eine Stunde vor dem Aufstehen eingenommen werden. Pantozol bildet einen Schutzfilm in Magen und Darm, damit die Schleimhaut in beiden Organen nicht so stark von den aggressiven Schmerzmitteln angegriffen wird. Natürlich hat auch Pantozol gravierende Nebenwirkungen.
Nicht vergessen habe ich die Metamizotropfen. Diese sind mir durch die Unverträglichkeit auch noch sehr gut in Erinnerung geblieben.
Unter dem Medikament mit Diclofenac hatte ich sogar Blut gespuckt.
Zoldem 10 sollte die Schlafstörungen beheben, die durch die anderen Medikamente entstanden. Schlafen konnte ich trotzdem nicht.
Von Amitriptylin bekam ich Bauchkrämpfe und musste es ebenfalls nach kurzer Zeit wieder absetzen – es wird bei Patienten mit Fibromyalgie oft verordnet.
Maalox Forte im Wechsel mit Ranitic 150 sollten die Bauchkrämpfe wieder beheben.

Sie haben vielen Menschen geholfen

Super Sonntag-Artikel über Fibromyalgie löst außergewöhnlich viele Reaktionen aus

Kreis Heinsberg. Neue Fibromyalgie-Gruppe in Übach-Palenberg vor der Gründung.

Eine außergewöhnlich große Resonanz hat unser Artikel „So lässt sich mit Fibromyalgie leben" im Super Sonntag vom 16. September ausgelöst. Die aus Wegberg stammenden Buchautorin Brigitte Grooten, die ihre erschreckende Bilanz in Sachen Behandlung von Fibromyalgie-Patienten mit zahlreichen praktischen Tipps für Betroffene verbunden hatte, konnte sich ebenso wie Silvia Pitz von der Rheuma Liga im Kreis Heinsberg vor Telefonanrufen kaum retten.

„Es war sogar noch heftiger als nach dem ersten Artikel im Super Sonntag vor rund drei Jahren", so Brigitte Grooten rückblickend, „die ersten Anrufe habe ich schon am Sonntagmorgen des Erscheinungstages erhalten und die Nachfragen hören bis heute nicht auf". Für Brigitte Grooten, selber vom schmerzhaften Muskel-Faser-Schmerz betroffen, eine Bestätigung ihrer Einschätzung, dass viele Patienten mit ihrem Leiden nicht ernst genommen werden und verzweifelt nach Hilfe suchen. „Bei einer Patientin war es besonders schlimm", stellt sie fest, „ihr Arzt wollte sie in die Psychiatrie einweisen, sie ... dann Gottseidank ... und ... Münstereifel lebende Kontakte. „Es wachsen weitere Freundschaften", betont sie mit Nachdruck, „und die vielen Gespräche der Betroffenen miteinander sind für viele eine echte Hilfe".

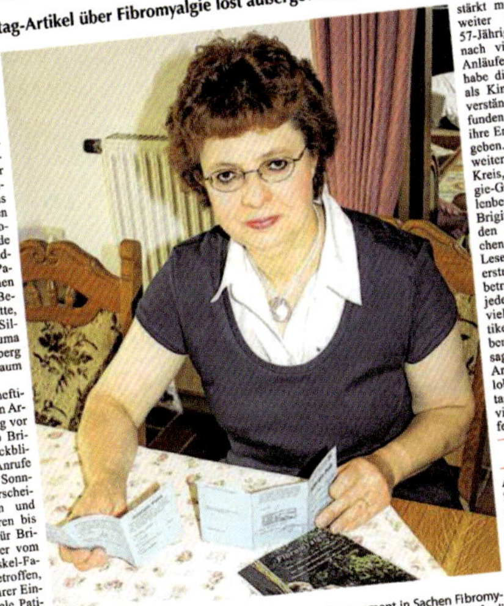

Brigitte Grooten dankt dem Super Sonntag für das Engagement in Sachen Fibromyalgie. Foto: ferdi

Buchautorin zeigt sich einerseits erschreckt über die Verzweiflung vieler Patienten, freut sich aber auf ... Seite aber über ...

Das bestätigt auch eine Super Sonntag-Leserin aus dem Kreis Heinsberg in einem Telefonat mit der Redaktion. „Man merkt, es gibt ein Band zwischen uns", sagt sie, „und das bestärkt mich, meinen Weg weiter zu gehen". Die 57-Jährige hat inzwischen nach vielen vergeblichen Anläufen - „Ich denke, ich habe die Krankheit schon als Kind gehabt" - einen verständnisvollen Arzt gefunden und denkt daran, ihre Erfahrungen weiter zu geben. Das wollen auch weitere Betroffene aus dem Kreis, die eine Fibromyalgie-Gruppe in Übach-Palenberg gründen wollen. Brigitte Grooten stellt nach den zahlreichen Gesprächen mit Super Sonntag-Leserinnen und Lesern, erstmals waren auch fünf betroffene Männer dabei, jedenfalls fest, dass sich viele Menschen in dem Artikel wiedergefunden haben: „Viele haben mir gesagt, das bin ich in dem Artikel." Und ergänzend lobt sie: „Der Super Sonntag hat wieder einmal ganz vielen Menschen geholfen."

Hilfe durch die Uni

Aufgrund der vielen Nachfragen nochmals die im ersten Artikel genannte Telefonnummer des Instituts für Klinische Pharmakologie der Universität Dresden. Unter der Telefonnummer 0351/4585049 kann jeder Interessent überprüfen lassen, welche Nebenwirkungen und Unverträglichkeiten bei eingenommenen Medikamente bestehen, ob Medikamente untereinander kombinierbar sind oder wie die Verträglichkeit bei Allergien ist. (ferdi)

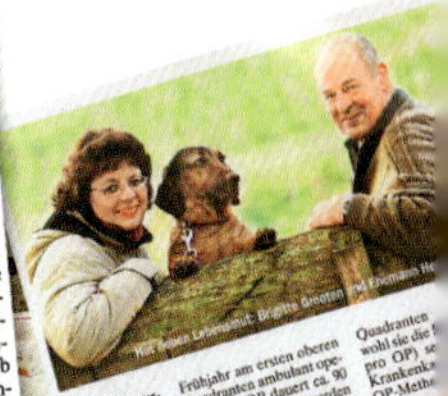

So lässt sich mit Fibromyalgie leben

Buchautorin Brigitte Grooten aus Wegberg gibt trotz erschreckender Erfahrungen wichtige Tipps

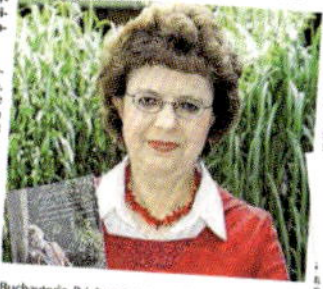

Buchautorin Brigitte Grooten zieht eine ernüchternde Bilanz für Fibromyalgie-Patienten. Foto: ferdi

... nicht ernst genommen werden, oder sie bringen sich sogar aus Verzweiflung um. Vielfach werden aus mangelnder Kenntnis der Krankheit Medikamente verschrieben, die durch Wechsel- und Nebenwirkungen ...

... ich mich, als wenn mich ein Lastwagen überfahren hätte", charakterisiert sie die Krankheit, die mittlerweile als Muskelfaser-Schmerz diagnostiziert wird. Sie ...

... lindern - allerdings nur, wenn sie fachgerecht von einem Arzt oder Therapeuten mit einer entsprechenden Ausbild...

... zur gegenseitigen Unterstützung schaffen. Ein Artikel im Super Sonntag löste seinerzeit eine Riesen-Resonanz aus. Wir wollten jetzt wissen, was sich mittlerweile getan hat - mit einem ernüchternden Ergebnis. „Alles ist noch genauso schlimm wie vor drei Jahren", stellt Brigitte Grooten fest. „Wir Fibromyalgie-Patienten werden alleine gelassen und kommen uns manchmal nicht wie Patienten zweiter, sondern schon wie Patienten dritter Klasse vor. Es ist einfach erschütternd: Auch 2012 landen Patienten in der Psychiatrie, weil sie ...

Arzneien sind oft ein Segen für die Patienten. Aber ein Mittel ganz frei von Nebenwirkungen gibt es nicht. Schätzungen gehen von mindestens 5000 Todesfällen pro Jahr allein in Deutschland aus – das sind so viele wie im Straßenverkehr!

BRIGITTE GROOTEN: „Tabletten zu lange eingenommen – Lunge zerstört!"

Seit ihrem 14. Lebensjahr leidet Brigitte Grooten (55) aus der Nähe von Mönchengladbach an Weichteilrheuma (Fibromyalgie). „Um die Schmerzen zu lindern, musste ich viele Medikamente nehmen", erzählt sie. Nach einer Operation 2003 geht es ihr endlich besser. „Einer der Ärzte sagte mir, dass ich nur noch das Medikament ‚Fluctin' zu nehmen brauche. Eigentlich ein Antidepressivum. Bei mir sollte es das Schmerzgedächtnis des Körpers manipulieren." Sie hört auf den Rat. „Dann wurde ich auf einmal völlig apathisch", sagt die Hausfrau. „Und habe regelmäßig Atemnot bekommen, bin fast erstickt". Brigitte Grooten fragt den Arzt, ob das mit dem Mittel zusammenhängen könnte, das sie bereits sechs Jahre nimmt. Die klare Antwort des Mediziners: „Nein."

Nach der nächsten Atemnot ruft Brigitte direkt beim Hersteller „Lilly" an. „Die sagten, ich muss das Mittel sofort absetzen", erzählt sie. „Das seien Langzeitnebenwirkungen des Präparats."

Atemnot – Brigitte fürchtet um ihr Leben

Voller Sorge lässt sie sich zu dem Spezialisten Prof. Criée nach Göttingen überweisen. „Ihm verdanke ich mein Leben", sagt Brigitte Grooten. Er stellt eine Lungenerkrankung fest. „Das Medikament, das mir helfen sollte, hat meine Lunge zerstört."

Nun muss sie lebenslang Kortison und ein weiteres Mittel nehmen. Sie fragt: „Wieso prüfen viele Ärzte nicht regelmäßig, ob Nebenwirkungen eintreten?" Pharmahersteller „Lilly" stellt dazu fest: „Das nebenwirkungsfreie Medikament gibt es nicht. Die Verordnung eines Medikaments basiert immer auf einer Nutzen-Risiko-Bewertung."

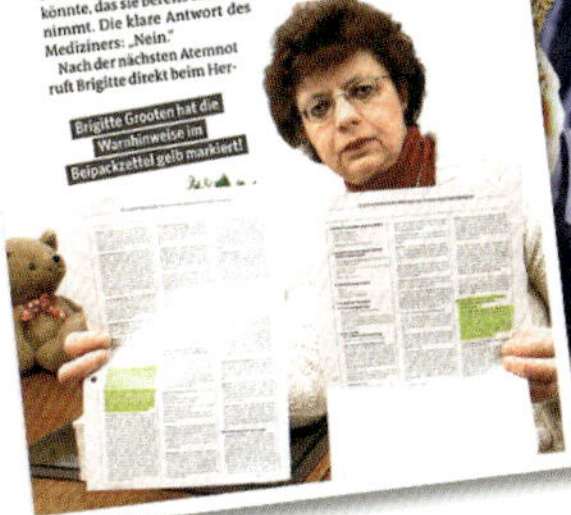

Brigitte Grooten hat die Warnhinweise im Beipackzettel gelb markiert!

Schlaflosigkeit! Depre...

Neue OP heilt „...

Über 1,6 Millionen Deutsche – da... 80 Prozent Frauen! – leiden unter dem als „Weichteil-Rheuma" bezeichnet... Fibromyalgie-Syndrom (FMS): Wander... Muskel-Schmerzen, ständige Müdigk... chronische Kopf- und Rückenschmerz... machen den Betroffenen das Leben zur ... Weil nur wenige Ärzte die richtige Diagn... stellen können, wird den Patienten o... sogar unterstellt, dass sie simulieren. Der Münchner Chirurg Prof. Dr. Johann B... hat eine Methode entwickelt, wie er Fibromyalgie erkennen und mit einer O... erfolgreich behandeln kann

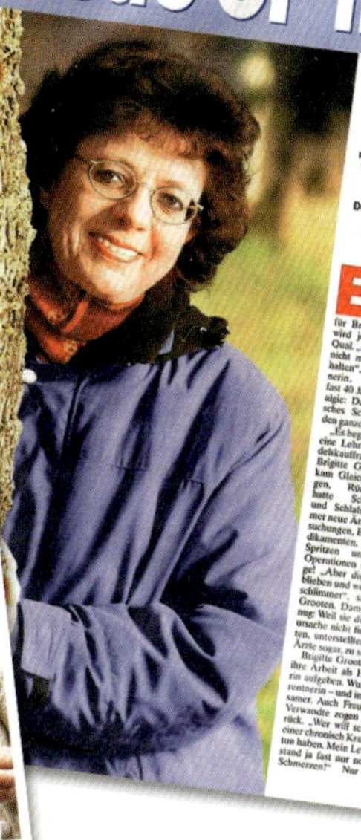

Eine Tasse Kaffee einschenken, ein Brot schmieren, bügeln oder eine Bluse zuknöpfen – für Brigitte Grooten (51) wird jeder Handgriff zur Qual. „Ich kann manchmal nicht mal die Kaffeetasse halten", sagt die Frührentnerin. Sie leidet seit fast 40 Jahren an Fibromyalgie ...

... mann Herbert (60), Toc... Nicole (30) und Schwie... sohn Uwe (39) halten ... ihr, kümmern sich um ... Haushalt, fahren sie zu ... zahlreichen Arztermine... „Ich war so verzweife... dass ich manchmal ... liebsten gestorben wäre", sagt Brigitte Grooten.

„Ich war total verzweifelt"

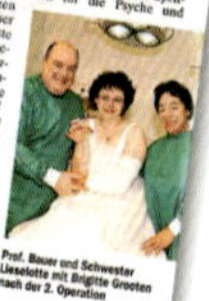

Prof. Bauer und Schwester Lieselotte mit Brigitte Grooten nach der 2. Operation

Als die Reporter der Frauenzeitschrift ankamen, staunten sie nicht schlecht über den beachtlichen Berg an Medikamenten.
„So viele? Warum haben Sie die leeren Schachteln und restlichen Medikamente aufgehoben?" wollten sie wissen.
„Da ich durch die Nebenwirkungen quasi gezwungen war, die Medikamente zu wechseln, entwickelte sich ein allgemeines Misstrauen gegenüber neuen Verordnungen. Instinktiv hob ich alles auf. Später kam mir meine Sammlung für das Rentengutachten zu Hilfe. Ohne diese Beweise hätte mir das keiner geglaubt."
„Und Sie haben seit der Operation keine Rückenschmerzen mehr?" fragten die Reporter.
„Nein, nichts mehr, ich trage auch seit dem Tag der ersten Operation kein Stützmieder mehr. Wenn ich an anderen Körperstellen Schmerzen habe, wie z.B. in den Knien oder Kniekehlen, reichen heute Ibuprofen oder Paracetamol aus. Diese Tabletten nehme ich nur noch gelegentlich."
Ich berichtete, welche zusätzlichen Hilfen aus dem Naturheilkundebereich ich in den vorausgegangenen Monaten kennen gelernt hatte. Oft genügen ganz einfache, natürliche Hilfen.
Bei Gelenk- und Brustschmerzen helfen mir z.B. einfache Quarkwickel.
Für meine Magen- und Darmprobleme nahm ich seit einiger Zeit einen Gemüsesaft aus Tomaten- und Kartoffelsaft. (Das Rezept ist auf Seite 169 zu finden).
Den Tipp vom Kartoffelsaft als Heilsaft hatte ich von einer Ärztin bekommen. Als sie mir das nach meiner 18. Magenspiegelung empfahl, war ich zunächst skeptisch. Doch schon nach einigen Tagen spürte ich eine deutliche Besserung. Auch ein Apotheker

war mir bei der Suche nach verträglicheren Alternativen eine große Hilfe. Hilfreich ist auch der altbewährte Haferschleim. Phytodolortinktur für rheumatische Erkrankungen hat mir zeitweise Linderung gebracht - ohne viele Nebenwirkungen. Rheumabäder taten mir immer sehr gut.

Leider habe ich viel zu spät begriffen, dass ich meinem Körper mit diesen Medikamenten mehr schadete, als ihm zu helfen. Viele Medikamente waren nicht nötig.

Ich erzählte den Reportern auch von dem, was mir für die Krankheitsbewältigung noch wichtig ist: Zum einen ist es die Beziehung zu meinem Mann, der mir viel hilft. Zum anderen gehe meinen Weg und bleibe auf der Suche nach alternativen Hilfsmöglichkeiten für mich und andere. Durch die Krankheit bin ich bescheiden, geduldig und sehr selbständig geworden.

Es wurden noch Fotos von mir gemacht, und nach einer Tasse Kaffee wurden wir uns richtig sympathisch. Nach einem sehr langen Gespräch verabschiedeten wir uns.
Aus der Begegnung wurde eine Doppelseite in der Frauenzeitschrift „Bild der Frau".

Meine Erfahrungen gab ich auch anderen Zeitungen weiter, wie z.B. „Frau von heute".

Internationale Medien zeigen Interesse

Durch ein Telefongespräch mit meiner Schwägerin kam mir eine Idee, die mich nicht mehr losließ. Sicher gab es auch in anderen Ländern Menschen mit Fibromyalgie – wie z.B. in Holland. Da mein Mann holländische Wurzeln hat, haben wir einen besonderen Bezug zu diesem Land.

Ermutigt von den bisherigen Erfahrungen, rief ich bei einer mir bekannten holländischen Redaktion an. Bereits nach acht Tagen besuchte mich ein Reporter der Redaktion. Genau wie mit den Redakteuren von „Bild der Frau", verbrachte ich einige Stunden mit ihm.

Einige Tage später erschien der Artikel. Ich war sehr stolz. Auch in Holland darf diese höllische Schmerzkrankheit kein Lebensschicksal bleiben. Im holländischen Bericht waren vielen Ärzte mit verschlossenen Augen, Ohren und Mund abgebildet – ein Symbol für die Reaktion vieler Ärzte zu Fibromyalgie. Nichts sehen, nichts hören, nichts sagen. Das Bild löste in mir schlimme Erinnerungen aus...

Das nächste Land war Luxemburg. Auch dort gab es Interesse an dem Thema. Schon wenige Wochen später wurde auch dort ein Artikel veröffentlicht.

Die Artikel lösten eine Welle von Reaktionen aus. Nie hätte ich damit gerechnet, so viel Post von Betroffenen zu bekommen.

Viele Patienten mit Fibromyalgie aus Deutschland, Spanien, Luxemburg und Holland riefen bei mir an. Ich hörte mir viele Leidensgeschichten an und versuchte sie zu ermutigen, soweit ich das konnte.
In besonderer Erinnerung blieb mir das Telefonat mit einer Dame, die eines Nachts nicht mehr schlafen konnte. Eigentlich hatte sie ihren Mann nicht wecken wollen, aber nachdem sie in der „Bild der Frau“ geblättert hatte und bei dem Artikel über Fibromyalgie hängen blieb, rüttelte sie ihren Ehemann wach: „Du musst sofort aufstehen. Ich weiß, was ich für eine Krankheit habe. Bitte stehe auf und lies den Artikel. Dann verstehst du, was mit mir los ist. Die Geschichte in der Zeitung könnte meine sein.“

Viele Leidensgeschichten übertrafen meine eigene Not. Auch bei den Redaktionen meldeten sich sehr viele Betroffene.

Inzwischen entstanden aus solchen Kontakten viele Freundschaften. Manche Patienten konnte ich davor bewahren, von ihren Ärzten in die psychosomatische Ecke gestellt zu werden. Viele haben den folgenden Satz gehört: „Was Sie beschreiben, kann gar nicht wahr sein.“ Im Klartext heißt das: Das bilden Sie sich nur ein.

Die vielen Briefe erinnerten mich immer wieder an meine Mutter. Hätte auch sie mehr über Fibromyalgie erfahren, wären viele Symptome für sie verständlicher gewesen und sie hätte manche Erleichterung durch alternative Hilfen erfahren können.

Dritte und vierte Quadrantenoperation

Der Tag der dritten Operation war da – dieses Mal sollte der linke Arm dran sein.

Nach der Operation waren meine Finger am operierten Arm dick angeschwollen. In der folgenden Nacht waren die Schmerzen so groß, dass ich zusätzlich noch eine Schmerztablette brauchte. Am anderen Morgen jedoch war alles in Ordnung. Die steifen, dicken Finger normalisierten sich. Ich konnte es kaum glauben.

Nach weiteren vier Monaten folgte die vierte Quadrantenoperation. „Heute operieren wir den letzten Quadranten am rechten Bein, dann haben Sie es geschafft", meinte Prof. Bauer. Ich war froh, dass dies meine hoffentlich letzte Operation sein würde.

Der Eingriff verlief gut. Im Abschlussgespräch bei der Nachuntersuchung erklärte mir mein Arzt: „Auch am rechten Bein-Quadranten hatten Sie einen Zopf aus Gefäßen – so wie das auch am linken Bein zu sehen war."

Ich konnte mich zehn Tage nur mit Gehhilfen fortbewegen. Es vergingen Tage, Wochen und Monate – teilweise noch mit leichten Schmerzschüben – aber nie mehr so, wie es vor der Operation gewesen war. Ungefähr vierzehn Tage später konnte ich ganz normal die Treppe hinunter gehen – ohne Gehhilfen.

Was hat sich seit den Operationen geändert?

Im Gegensatz zu der Zeit vor den Quadrantenoperationen, brauche ich heute keine Mittel für Arm- und Beinschmerzen und keine Quaddelspritzen mehr! Was mich Jahrzehnte gequält hat, ist verschwunden. Ich mache nach wie vor meine unterstützenden Gymnastikübungen und abends hilft mir die Wärmflasche. Dennoch heißt das leider nicht, dass ich keinerlei andere Beschwerden hätte – das will ich hier nicht verschweigen.

Die Folgen falscher Behandlungen haben mir sehr geschadet. Vieles davon ist nicht mehr rückgängig zu machen. Könnte ich die Zeit zurückdrehen, hätte ich mich in vielen Situationen anders entschieden und versucht, jeglichen Stress zu vermeiden. Stress für mich und für meinen Körper... Jeder Stressauslöser bedeutete einen neuen Schmerzensschub. Nicht nur die Quadrantenoperationen haben geholfen, sondern auch die regelmäßigen Übungen, entsprechende Ernährung, Heilpflanzen etc.

Vielleicht stehen Sie mit der Krankheit Fibromyalgie noch am Anfang, wenn ja, dann lassen Sie es nicht so weit kommen wie es bei mir der Fall war.

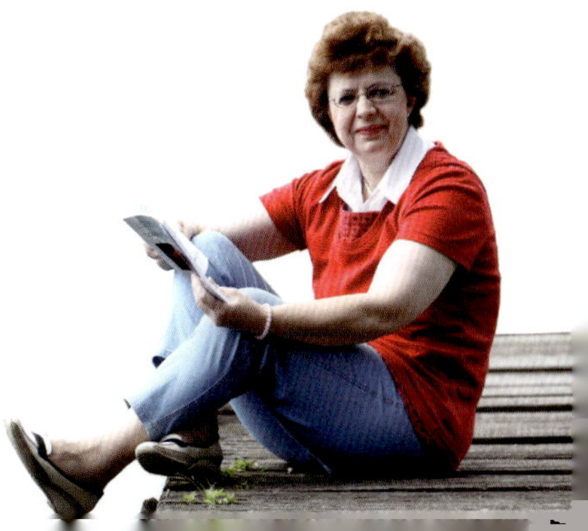

Kommentar von Elisabeth Buchner:

Hier sollte der Bericht von Frau Grooten eigentlich aufhören... Die Welt war wieder einigermaßen in Ordnung, die Beschwerden waren auf ein Maß beschränkt, mit dem sie gut leben konnte. Hatte sie nicht genug durchgestanden und hinter sich gebracht?

Gesunde Menschen sind hier an einem Punkt, an dem sie sagen: Jetzt langt es aber auch, von all diesen vielen Nöten und Schmerzen zu lesen. Das ist ja kaum auszuhalten! Wie mag es erst den betroffenen Schmerzpatienten gehen? Frau Grooten ist ja kein Einzelfall, sondern nur eine von vielen Tausenden, die nicht wissen wie sie den Tag überstehen sollen. Neben den körperlichen Schmerzen kommen oft noch seelische Nöte dazu. Angehörige oder Kollegen der Schmerzpatienten können nicht mehr mit ansehen, wie der Betroffene leidet. Die darauffolgenden Beziehungsschwierigkeiten erzeugen zusätzliche Spannungsfelder und Lasten. Im schlimmsten Fall sorgen weitere Fehlbehandlungen oder Fehldiagnosen für neue Problemfelder – oft im besten Bemühen um den Patienten.

So war es bei Frau Grooten. Ihre Geschichte geht weiter... Haben Sie noch etwas Geduld für die Fortsetzung? Die Betroffenen werden auch nicht gefragt, wie es weitergeht, sie haben anscheinend keine Wahl. Hoffentlich ermutigt Sie das Buch, sich nicht so schnell mit „einfachen" Medikamenten abspeisen zu lassen. Darum geht es in der Fortsetzung und besonders im dritten Teil dieses Buches.

Fluctin

Nachdem die letzte Operationswunde verheilt war, ging es mir lange sehr gut – bis zu einer Phase, in der ich unerklärlich müde, abgeschlagen und kraftlos wurde. Die Kraft reichte bestenfalls bis Mittag. Mein Arzt empfahl mir, meinem Körper Ruhe zu gönnen.

Kurz darauf bekam ich Husten- und Schnupfenanfälle. Meine Arzttermine summierten sich wieder. Der Hausarzt verordnete mir Vitaminspritzen, um den Körper zu kräftigen. Er verschrieb mir zusätzlich zur ersten eine zweite Tablette Fluctin sowie ein Spray für die Lungenerkrankung. Eine tägliche Tablette Fluctin nahm ich bereits seit Jahren, doch durch diese zweite wurde ich noch kränker. Außerdem gab er mir eine Überweisung zum Hautarzt um meinen verschlimmerten Ausschlag abzuklären.

Lungenprobleme

Ich gab mir sehr viel Mühe mit dem Spray für die Lungenerkrankung– aber es funktionierte nicht. Ich bekam immer öfter schwere Atemnot mit Erstickungsgefühl. Der Arzt spritzte immer wieder Cortison und gab mir ein Beruhigungsmittel.

Ob eine Allergie die Ursache sein konnte? Um diese Frage zu klären, ließ ich einen Allergietest machen. Keine Hundeallergie, keine Staub- oder Pollenallergie, keine Gräser- oder Baumallergie – nichts. Eigentlich hätte ich mich darüber freuen sollen – aber meine Frage war ja nicht beantwortet: Woher kamen meine

Lungenprobleme? Letztendlich sollte eine Lungenspiegelung gemacht werden.

Nach der Prozedur informierte mich der Professor, dass bei der Probe sehr viele „Eosinophilen“ gefunden wurden. Er meinte, dass meine Beschwerden vielleicht durch das Medikament Fluctin ausgelöst worden seien. Im Abschlussbericht stand: „Lungenveränderungen, fibröse Veränderungen, Verschattungen“.

Nach einer erneuten schweren Atemnotattacke, an der ich fast erstickt wäre, empfahl man mir, mich in einer Lungenfachklinik zu melden. Dort war von eine Entnahme des Lungengewebes (Lungenbiopsie) die Rede. Als ich deswegen bei meinem Hausarzt eine Überweisung abholen wollte, regte er sich fürchterlich auf: „Was wollen die machen? Nach der Lungenspiegelung noch eine Lungenbiopsie? Wissen Sie eigentlich, was das für ein Eingriff ist? Das kann lebensgefährlich sein! Und außerdem, was meinen Sie, was die da suchen? Die suchen doch nur nach Krebs! Außerdem ist es egal, was es ist - es ändert doch nichts an der Behandlung!“
Daraufhin wurde auch ich etwas lauter: „So, Herr Doktor, jetzt sage ich Ihnen mal was! Haben Sie den Notfallbericht vom letzten Wochenende gelesen? Ich wäre fast erstickt. Seit Monaten geht das nun schon so, aber jetzt ist Schluss. Ich möchte bitte sofort die Überweisung. Mir ist egal, was dabei rauskommt, so geht es nicht weiter.“
Ich bekam die Überweisung…

Nach der Lungenbiopsie hatte ich so starke Schmerzen, dass ich die ersten drei Tage alle vier Stunden eine Morphiuminfusion brauchte. Danach ging es langsam aufwärts.
Bei der Abschlussbesprechung erfuhr ich die Diagnose:
„Sie haben sehr großes Glück gehabt", begann der Professor, „Ihre Lunge ist noch soweit funktionsfähig, dass keine Lungentransplantation nötig ist. Sie bekommen jetzt weiterhin 30 mg Cortison und zusätzlich eine tägliche 150 mg Chemotablette. Im Laufe der Zeit, kann man letzteres langsam reduzieren. Aber ein Minimum wird als Dauermedikation bleiben. Ihre Lungensprays müssen weiter eingesetzt werden."
„Chemotablette? Habe ich denn Krebs?" fragte ich erschrocken.
Der Professor erklärt mir, dass ich keinen Krebs hätte – aber auch bei anderen Erkrankungen werden Chemotherapeutika eingesetzt. Von nun an sollte ich jede Woche zur Blutabnahme kommen. Alle vier Wochen sollten zukünftig Lungenfunktionstest und andere Untersuchungen erfolgen.

Nach einer weiteren Atemnotattacke mit Notarzt, Blaulicht und Klinikeinweisung, beschloss ich instinktiv, die Tabletten Fluctin einfach wegzulassen. Lieber würde ich sterben als weitere Atemnotattacken aushalten zu müssen. Laut Lungenfacharzt war der Auslöser meiner Atemnot durch die zweite Tablette Fluctin verursacht worden. Er wusste, dass meine Lungenerkrankung durch Fluctin kein Einzelfall war…

Nach dieser Information nahm ich allen Mut zusammen und suchte meinem Hausarzt auf, der mir die zweite Tablette des

Medikaments Fluctin verschrieben hatte. Ich konfrontierte ihn mit den Aussagen des Lungenfacharztes. Meine Enttäuschung über die Folgen seiner Behandlungen wollte ich nicht für mich behalten.

Die nächsten Wochen weinte ich viel, denn in mir sträubte sich alles gegen diese neuen Medikamente des Lungenfacharztes, die ich als Folge der wahrscheinlich unnötigen Fluctinverordnung jetzt täglich nehmen musste. Ob es stimmte, dass ich ohne dieses Chemozeug sterben würde? Es dauerte nicht lange, bis mein Gesicht vom vielen Cortison rund wie ein Mond wurde, eine typische Nebenwirkung einer zu hohen Cortisoneinnahme. Im Spiegel schaute mich ein mir fremdes Gesicht an. Freunde und Familienangehörige sahen mich erschrocken und fragend an.

Nach dem Absetzen von Fluctin hatte ich keine Beschwerden mehr mit meinem Handgelenk, mit meiner Haut oder mit dem Herzen. Termine ließ ich als Nachweis dokumentieren und bestätigen. Seit dem ließ ich alle paar Wochen meine Blutwerte kontrollieren. Mit jeder Blutabnahme normalisierten sich die Werte in Richtung Normbereich. Fein säuberlich archivierte ich die Blutkontrollen. Die anfänglich extreme Medikation für meine Lungenerkrankung konnte ich später auf eine Minimalversorgung reduzieren.

Mittlerweile habe ich zwei Allergiepässe, da ich auf einige Medikamente schwer allergisch reagiert habe – auch auf verschiedene pflanzliche Mittel.

Osteoporose

Auch ich werde älter und mein sowieso über Jahrzehnte hinweg besonders herausgeforderter Körper lässt mich das spüren. Meine Knochen werden nicht jünger. Es treten Beschwerden auf, die einfach auf diesen „Verschleißprozess" hindeuten. Bei Menschen, die krankheitsbedingt starke Medikamente über lange Zeit eingenommen haben, geht der Prozess vielleicht etwas schneller. Daher haben mich eigenartige, zunehmende Knochenschmerzen nicht allzu sehr beunruhigt. Am stärksten betroffen waren meine Rückenwirbel. Wie immer bei Schmerzschüben, fand ich über meine üblichen Hilfen Linderung: Wärme und Rehasport. Trotzdem vereinbarte ich letztendlich doch einen Termin bei einer Rheumatologin. Nach der Untersuchung kam auch sie zu dem Ergebnis, dass hier nicht die Fibromyalgie die neuen Schmerzen verursacht. Sie überreichte mir eine Überweisung zur Knochendichtemessung.

Das wurde in meinem Fall mit einer röntgenologischen Untersuchung (CT) durchgeführt. Bald danach kam der Bericht mit der Einschätzung, dass alles im „grünen Bereich" sei. Ich hätte zwar eine „Osteopenie" (Vorstufe von Osteoporose), aber das sei noch nicht besorgniserregend. Erfreut schickte ich der Rheumatologin den Bericht.

Diese reagierte daraufhin mit einem weiteren Schreiben und mit einer erneuten Überweisung. Die Untersuchung sei nicht aussagekräftig genug. Deshalb sollte ich dringend bei einem Orthopäden, der ein sogenanntes „DXA-Gerät" für Knochendichteuntersuchung" hat, eine weitere Untersuchung veranlassen. Warum

werden Knochendichtemessungen mit dem CT gemacht, wenn diese Untersuchung nicht aussagekräftig genug ist? Warum wurde ich doppelt mit Röntgenstrahlen belastet? Und was war das Ergebnis?
Der Orthopäde diagnostizierte schließlich: „Ja Frau Grooten, ich muss Ihnen leider sagen, dass Sie eine sogenannte „Steroide-Osteoporose“ haben. Es handelt sich hier um eine bekannte Nebenwirkung Ihrer jahrelangen Decortintherapie (Cortisonpräparat).“

Info zu DXA-Diagnoseverfahren:
Die DXA-Methode ist eine anerkannte Messmethode zur Diagnose der Osteoporose.Es handelt sich um ein röntgenologisches Verfahren mit „kleinerer“ Strahlenbelastung als beim CT. Andere Untersuchungen (CT, MR, Ultraschall) sind alternativ möglich. MR- und Ultraschall-Untersuchungen bedeuten keine Röntgenstrahlenbelastung.

Ich wurde auf gesunde, calciumreiche Ernährung hingewiesen, und sollte mich dazu über andere Quellen näher informieren. Vitamin D sei wichtig, sonst könne das Calcium nicht aufgenommen werden. Ich sollte allerdings auch ein zusätzliches Medikament nehmen, das Alendronsäure enthält, damit der Knochen wieder stabilisiert wird. Wir verabschiedeten uns und in einigen Wochen sollte ich mich noch mal vorstellen, wie es mir mit dem Medikament ginge. Daheim forschte ich im Internet nach, was es mit Osteoporose auf sich hätte. Da Decortin (Cortison) der vermutete Auslöser sein sollte, machte mir zu schaffen. Schon wieder eine Krankheit, die durch Medikamente verursacht wurde? Fluctin hatte eine Lungenerkrankung ausgelöst. Folge: Ein Leben lang hochdosiertes Cortison. Das war zumindest die Aussage des behandelnden Arztes, denn ohne Cortison hätte ich keine Überlebenschance. Weitere Folge: Osteoporose! Dafür ist eine weitere Medikation verordnet: Alendronsäure. Da wollte ich mir schon genauer ansehen, auf was ich mich da als nächstes gefasst machen konnte: Gegenindikation: Patienten mit chronischen oder akuten Nieren-, Magen- und Darmerkrankungen sollten nur im sorgsamen Abwägen von Nutzen-Risiko-Verhältnis eine Medikation mit Alendronsäure erhalten. Weitere Nebenwirkungen: Knochen-, Kiefer-, Gelenk- und Muskelschmerzen, Kopfschmerzen, Verwirrtheit, Halluzination, Hautprobleme, Entzündung der Lederhaut am Auge u.a..

Dieses Mal wollte ich wachsamer sein und erkundigte mich nach natürlichen Alternativen! Aber wem sollte ich noch glauben?

So lebe ich heute mit Fibromyalgie

❶ Ich ernähre mich seit Jahren gesund. Diesbezüglich haben mir (und meinem Mann) die Ernährungskurse der Krankenkasse sehr geholfen. Wenn ich in diesem Bereich unvernünftig bin, dann muss ich das mit starken Blähungen und krampfartigen Bauchschmerzen büßen. Blähend wirken beispielsweise Zwiebeln, Kohl, Hülsenfrüchte, Sauerkraut, Erbsen, Bohnen, Linsen,

Pflaumen... Meine Ernährung ist jetzt auch calciumreicher. Ich trinke Steinsickerwasser mit hohem Calciumgehalt – aber ich verzichte auf zusätzliche Calciumtabletten.

❷ Mein Umgang mit Medikamenten: Ich schlucke nicht mehr alles, was mir verordnet wird. Ich habe früher allen Ärzten blind vertraut – auch denjenigen, die mich fast umgebracht haben. Manche schmerzhafte Untersuchung, Operation oder Verordnung war unnötig. Man kann Eingriffe oder Verordnungen verweigern und Behandlungen ablehnen oder eine zweite bzw. dritte Meinung durch andere Ärzte einholen.

❸ Schmerzmittel helfen nur für begrenzte Zeit. Sobald sich der Körper daran gewöhnt hat, wird die Dosis höher geschraubt und die Nebenwirkungen summieren sich. Davon kann ich nicht nur ein Lied, sondern eine ganze Oper singen... Das geht auch anderen Patienten so – irgendwann will der Körper das nicht mehr und wehrt sich mit Symptomen.

❹ In vielen Fällen gibt es auch pflanzliche Hilfen. Bei einer Ärztin für Naturheilkunde erfuhr ich z.B. viel über natürliche Blutdruckhilfen und Maßnahmen gegen Magen-Darm-Beschwerden. Von ihr habe ich viele alternative Tipps erfahren.

❺ Ich habe mich nicht ausreichend und zu spät mit meiner Krankheit befasst und war deshalb lange abhängig vom Wissen (und leider auch von der Unwissenheit) der behandelnden Fachkräfte. Deshalb muss man sich über die eigene Krankheit informieren,

Fachliteratur besorgen, im Internet forschen, Videos anschauen, Schulungen besuchen oder einer Selbsthilfegruppe beitreten. Aber man darf nicht alles glauben, was man liest, sieht oder hört.

❻ Selbsthilfegruppen haben zwei Seiten. Die Menschen dort können wichtige Informationen und Erfahrungen weitergeben. Ich habe aber auch erlebt, dass mich Treffen mancher Gruppen deprimiert haben – besonders, wenn viel gejammert wurde. Man muss herausfinden, was einem gut tut. Viele Selbsthilfevereinigungen sind leider der verlängerte Marketingarm von Kliniken oder Pharmafirmen. Hier heißt es, wachsam zu sein und Aussagen zu prüfen.

❼ Alternativ begleitende Ärzte werden oft mit Denunzierung von Kollegen bestraft. So geht es auch Prof. Bauer. Er hat Deutschland verlassen müssen, um weiter operieren zu können. Ich habe ihm und meinem Kurarzt so viel zu verdanken! Vor den Operationen bei Prof. Bauer war die Grenze der erträglichen Schmerzen überschritten. Alle Therapien und Behandlungen habe ich über mich ergehen lassen – immer in der Hoffnung, dass sie meine Schmerzen beseitigen. Das Gegenteil war der Fall, es wurde alles nur noch schlimmer – bis ich Prof. Dr. Bauer kennenlernte. Heute sind meine Beschwerden soweit erträglich, dass ich ohne Schmerzmedikamente lebe.

❽ Die Folgen der Fehlbehandlungen sind für mich heute das größere Problem und nicht die Fibromyalgie. Ein behandelnder Arzt sagte mir mal im Vertrauen: „Frau Grooten, wenn man 100

Todesfälle genau untersucht, dann sind 90 von diesen Menschen nicht an der jeweils bekannten Krankheiten gestorben, sondern an den Folgen der medizinischen Behandlung..."

❾ Noch nicht völlig verschwunden ist die Schmerzempfindlichkeit an verschiedenen Punkten meines Körpers. Man lernt mit der Zeit, mit bestimmten Bereichen einfach vorsichtiger umzugehen. Daran kann man sich gewöhnen – aber nicht an extreme Schmerzen. Ein dauerhafter, aber meistens erträglicher Schmerzpegel ist für mich als Betroffene „normal" – bis heute. Gut, dass ich selten darüber nachdenke.

❿ Ein erholsamer Schlaf ist eines der wichtigsten Voraussetzungen für die Genesung bei Fibromyalgie. Um Schlafstörungen zu vermeiden ist für mich ein geregelter Tagesablauf wichtig. Oft heißt es, man solle mittags ruhen. Ich mache das nicht, weil es mir nach dem Mittagsschlaf schwer fällt wieder aufzustehen und ich den restlichen Tag müde bin. Ich bin dann weniger leistungsfähig und schlafe abends schlechter ein. Im letzten Jahr hatte ich eine Hornhautverletzung an den Augen und musste mich den Tag über hinlegen. Mein Biorhythmus war gestört. Durch das Liegen wurde ich unbeweglicher, die Schmerzen nahmen zu. Durch zuviel Schonung verkürzten sich die Sehnen. Viele machen mittags ihren Mittagsschlaf, sind danach leistungsfähig und schlafen nachts gut ein. Wenn es denjenigen dann gut geht, ist das okay, bei mir ist das nicht so. Ich ruhe mich auch aus anders: Morgens frühstücke ich aller Ruhe mit meinem Mann und bespreche mit ihm den Tagesablauf. Jeder macht danach ein Ding.

Gegen 12.00 bis 12.30 Uhr genießen wir unser Mittagessen und erzählen uns was am Morgen so war. Um 16 Uhr gibt es Kaffee und danach machen wir einen Spaziergang mit dem Hund.
Abends essen wir leichtes Abendbrot, langsam, dankbar und mit Genuss. Danach Dehnübungen und Heimtrainer. Einmal in der Woche gehe ich zum Rehasport. Ich höre oft, dass Rehasport am Anfang weh tut, weil die Sehnen durch zuviel Ruhe verkürzt sind. Natürlich tut es am Anfang weh. Mein erster Tag mit dem Stepper, 30 Runden habe ich geschafft, hatte ich schrecklichen Muskelkater und ich dachte, dass mach ich nie wieder. Aber langsam, langsam fing ich wieder an und steigerte mich. Heute schaffe ich 1000 Runden und fühle mich gut. Der Rehasport war am Anfang auch mit Muskelkater verbunden. Heute sind wir Frauen in der Gruppe stolz, dass wir nicht aufgegeben haben. Es macht uns viel Freude.
Um Schlafstörungen zu vermeiden, schaffe ich mir also einen geregelten Tagesablauf, integriere für mich angemessene Bewegung in den Alltag, gönne mir Positives, gehe an die frische Luft, ernähre mich gesund, trinke viel usw. Auch tanzen bringt vielen Fibromyalgie-Patienten durch die Bewegung ein besseres Wohlgefühl. Wer gerne Musik hört, egal welchen Alters empfehle ich einen Tanzkurs zu machen. Auch schwimmen tut mir und vielen anderen gut. Wer rastet, rostet heißt es so schön. Mit einer Tablette wird vieles leichter, dann braucht man das nicht alles selber zu tun, aber sollte nicht die Lösung sein... Wenn ich tagsüber etwas Positives für mich und meinen Körper tue, werden die Schlafstörungen weniger.

Woraus ich Kraft schöpfe

Ich schöpfe viel Kraft aus dem Gebet, durch meinen Freundeskreis und durch meine Familie. Es freut mich, wenn ich anderen Betroffenen ein kleines Stück weiterhelfen kann. Sehr viel Freude machten mir beispielsweise unsere Pflegekinder. Sie hatten ein sehr schweres Schicksal. Trotz meiner Einschränkungen habe ich durch sie erfahren, dass wir als Familie etwas zu geben haben. Solange ich mich nur mit mir selbst und meinen Beschwerden beschäftigte, ging es mir schlecht. Mit den Pflegekindern, Haustieren und hilfesuchenden Menschen um uns herum, bekam mein Alltag immer wieder Farbtupfer.

Eine eigene Tochter und Enkeltochter zu haben, ist ein kostbarer Schatz für mich! Jede Minute mit ihnen sind für mich Sternstunden, die nicht jeder hat. Krankheit oder schwere Zeiten schweißen eine Familie zusammen und lassen reifen und wachsen. Man wünscht es sich nicht – und doch, wer wäre ich heute ohne all das Schlimme, was ich (und wir) durchmachen musste(n)? Was mir passiert ist, kann nicht mehr rückgängig gemacht werden. Aber ich wünsche mir, dass viele Menschen hellhörig werden und ihnen Leid erspart bleibt. Wer weiß, ob sich meine Diagnose einer „unheilbaren Fibromyalgie" nicht eines Tages wie Nebelwolken auflöst? Ist FMS wirklich unheilbar?

Neue Erfahrungen mit der Hormonselbsthilfe

Mit der Hormonselbsthilfe habe ich schon einige Zeit Kontakt. Ich wurde durch deren Literatur neugierig. Anfangs war mir das

Thema Hormone sehr schwer gefallen. Kam da noch eine Baustelle auf mich zu? Was hatte das mit meinen Erkrankungen zu tun? Mit der Hilfe von medizinischen Fachkräften und Beratern tastete ich mich an das Thema heran. Bekannte Dinge oder Abläufe gehen mir leichter von der Hand. Mit allem Neuen tue ich mich schwer. Noch etwas, an was ich denken musste? Diese Angst kennen sicher auch andere Fibromyalgie-Patienten.

Als nach langer Anlaufzeit das Testergebnis meines Speichelhormontests vorlag, musste ich schlucken. Die Messwerte der Untersuchung zeigten gravierende Hormonmängel in allen Bereichen an. Inzwischen weiß ich, dass dies bei chronisch kranken Menschen sehr häufig der Fall ist. Das bedeutet, dass mein Körper nicht nur im Mineralbereich, sondern auch mit dem nicht vorhandenen Hormongleichgewicht erheblich zu kämpfen hatte. Jetzt dämmerte es mir, dass meine immensen Regelbeschwerden und die Zysten am Eierstock auch hormonell bedingt waren.

Das medizinische Fachpersonal der Hormonselbsthilfe nahm sich Zeit und schlug mögliche Lösungsansätze vor, die ich mit einem regionalen Arzt / Heilpraktiker besprechen sollte. Sie erklärten mir die hormonellen Vorgänge im Körper. Die Hormonselbsthilfe führt keine Behandlung durch, sondern unterstützt Betroffene, wie mich, und Fachkräfte in beratender Funktion.

Mit diesen Informationen besuchte ich meine Ärztin. Sie erklärte mir verschiedene Maßnahmen und verschrieb mir ein Rezept für bioidentische Hormoncremes.

Nach einiger Zeit der natürlichen Hormonregulierung stellte ich folgendes fest:

➊ Keine Hitzeschübe mehr, mit dem unangenehmen Brennen am ganzen Körper.

➋ Meine Schleimhäute sind nicht mehr so trocken – auch im Mund.

➌ Am Hals hatte ich immer ein Kältegefühl, auch drinnen trug ich immer ein Halstuch. Seit einigen Wochen ist das Kältegefühl am Hals weg und ich brauche drinnen kein Halstuch mehr.

➍ Da Hormone bei der Knochendichte eine wichtige Rolle spielen, werde ich das hoffentlich nach der nächsten Kontrollmessung in ein paar Monaten beweisen können!

Was ich Ihnen noch mit auf den Weg geben möchte:
Das Leben ist schön. Deswegen möchte ich Ihnen Mut machen, nicht bei sich selbst und den Schmerzen stehen zu bleiben! Es gibt viele Gründe, bitter und hoffnungslos zu werden – es gibt aber noch mehr Gründe, das Leben mit all seinen Farben und Schattierungen zu suchen und auszukosten. Das Leben ist lebenswert – auch mit Fibromyalgie!

Machen Sie sich zu Ihrem Körper Gedanken! Unterstützen Sie ihn wo Sie nur können. Jeder Körperteil ist wertvoll! Jeder sollte für sich entscheiden dürfen, welchen Weg er geht, um seinem

Körper zu helfen. Nehmen Sie immer Ihren gesunden Menschenverstand mit in die Arztpraxis! Fragen Sie nach! Hören Sie auf den eigenen Verstand und Ihr „Bauchgefühl"! Beides ist manchmal der Wahrheit näher als die Experteneinschätzung.

Lassen Sie sich nicht durch Angstmacherei verunsichern und zu schnellen Entscheidungen drängen! Nehmen Sie sich Zeit um nach behutsamen Alternativen zu suchen! Achten Sie darauf, wie der Körper reagiert! Er meldet mit Symptomen, wenn etwas nicht gut tut oder eine Alarmsituation vorliegt!

Kehren Sie so schnell wie möglich um, wenn Sie befürchten, auf dem falschen Weg zu sein! Mir hat es auch sehr geholfen, Gott um Führung und Hilfe zu bitten. Ich hoffe dieses Buch ist Ihnen eine Hilfe, passen Sie gut auch sich auf!

Abschließend noch ein Gedicht, dass ich sehr schön finde und mir bis heute sehr hilft, mit meinen tiefen Tälern und Belastungen fertig zu werden:

Spuren im Sand

Eines Nachts hatte ich einen Traum:
Ich ging am Meer entlang mit meinem Herrn.
Vor dem dunklen Nachthimmel erstrahlten, Streiflichtern gleich,
Bilder aus meinem Leben.
Und jedes Mal sah ich zwei Fußspuren im Sand,
meine eigene und die meines Herrn.

Als das letzte Bild an meinen Augen vorübergezogen war,
blickte ich zurück.
Ich erschrak, als ich entdeckte,
dass an vielen Stellen meines Lebensweges
nur eine Spur zu sehen war.
Und das waren gerade die schwersten
Zeiten meines Lebens.

Besorgt fragte ich den Herrn:
„Herr, als ich anfing, dir nachzufolgen,
da hast du mir versprochen,
auf allen Wegen bei mir zu sein.
Aber jetzt entdecke ich,
dass in den schwersten Zeiten meines Lebens
nur eine Spur im Sand zu sehen ist.
Warum hast du mich allein gelassen,
als ich dich am meisten brauchte?"

Da antwortete er: „Mein liebes Kind,
ich liebe dich und werde dich nie allein lassen,
erst recht nicht in Nöten und Schwierigkeiten.
Dort, wo du nur eine Spur gesehen hast,
da habe ich dich getragen."

Danksagung Brigitte Grooten

Mein Mann Hubert verdient einen Orden! So viele Stunden in Wartezimmern hat er geduldig und ohne Murren auf mich gewartet. Ich danke dir von ganzem Herzen auch dafür, dass du die Jahre mit mir gemeistert hast – ohne dich wäre mein Weg noch schwerer gewesen! Du hast mich sehr unterstützt.

Liebe Nicole, lieber Uwe, liebe Carina, ohne euch und eure Hilfe, wäre ich nicht so weit gekommen, ihr habt mir so oft geholfen. Ihr wart immer für mich da, wenn ich euch brauchte - das vergesse ich euch nie.

Liebe Waltraud, du hast mich schon sehr oft zu meinen Klinikuntersuchungen begleitet! Dafür sage ich herzlichen Dank. Heute ist das nicht selbstverständlich, darum weiß ich das sehr zu schätzen. Schön, dass wir so gute Freundinnen geworden sind!

Liebe Inge Buntenthal, schön, dass wir uns gefunden haben, uns gegenseitig trösten und zusammen lachen können. Du bist mir eine liebe Freundin geworden. Danke für alles!

Auch Herrn Prof. Dr. med. C.-P. Criee aus Göttingen danke ich - ihm verdanke ich so viel.

Herzliches Dankeschön möchte ich auch Prof. Dr. und Costabel (Ruhrlandklinik Essen) sagen, sowie P. D. Dr. Hellmich (Kreiskrankenhaus Plochingen), die mich immer noch sehr gut betreuen. Die freundlichen Sekretärinnen Frau Meensen und Frau Bräutigam möchte ich hier nicht vergessen.

Einer der wichtigsten Menschen in meinem Leben ist Prof. Dr. Dr. med. Johann Bauer geworden. Ohne ihn wäre mein Leben schon lange nicht mehr zu ertragen. Durch seine Quadrantenoperation ist mein Leben wieder lebenswert geworden. Ihm danke ich von ganzem Herzen. Auch seine Frau und Krankenschwester Lieselotte möchte ich hier nicht vergessen: Vielen Dank für die freundliche und sehr gute Betreuung.

Unbedingt erwähnen möchte ich hier auch Frau Dr. Menke von der Notgemeinschaft Medizingeschädigter in Bayern e.V., die ehrenamtlich bereits vielen Patienten geholfen hat. Sie hat mich in einer schweren Zeit begleitet, so dass sie für mich ein sehr wichtiger Mensch wurde. In großer Hochachtung sage ich vielen, vielen Dank. Schön, dass es Sie gibt! Was diese Gemeinschaft leistet ist unglaublich.

Danken möchte ich auch Manfred Wilde, Glockenapotheke in Gerderath, der mir viele Dinge sehr geduldig erklärt hat.

Herrn Wolfgang Wyczysk aus Eichenzell danke ich ganz herzlich für die schöne Internetseite, die er mit seinem Fachwissen für mich erstellt hat. Er steht mir immer bei diesbezüglichen Fragen und Problemen zur Seite.

Meine Mutter lebt leider nicht mehr, aber eine liebe Tante. Mit ihr kann ich über alles reden, sie versteht mich immer. Ich bin so froh, dass ich dich, Tante Gretel, habe. Danke!

Herzliches Dankeschön an Dr. med. Michael Henk, der mich seit einigen Jahren als Facharzt begleitet. Sie sind ein Arzt mit Herz. Sie begleiten mich auf meinem Lebensweg. Über alles kann ich mit Ihnen reden. Für mich sind Sie ein Vorzeigearzt, vielen Dank.

Frau Dr. med. Julia Burian und ihrem Team auch ein herzliches Dankeschön für die sehr gute Betreuung. Für mich sind Sie eine Vorzeigepraxis. So eine Praxis würde ich mir für alle Patienten wünschen. Danke.

Dank sei auch dem Familienverlag Buchner, der bereit war, meine Geschichte zu veröffentlichen und zu ergänzen.

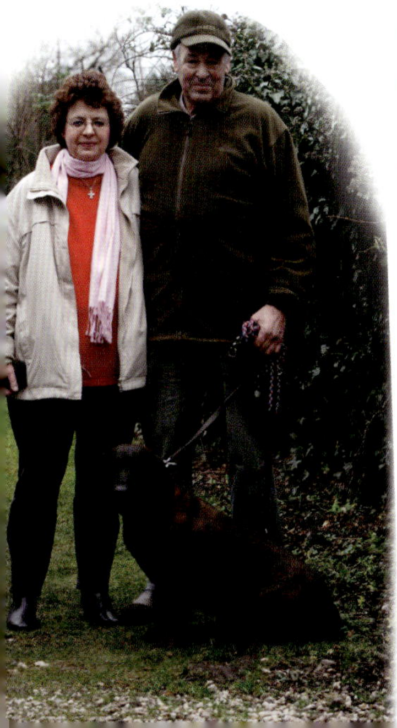

Ich danke allen hier genannten, die mir in der schweren Zeit beigestanden haben.

Ihre Brigitte Grooten

3. Teil - Elisabeth Buchner
Hilfen bei Fibromyalgie

Schmerzpatienten sind eine willkommene Kundschaft für die gewinnorientierte „Krankheitsindustrie“. Unser Gesundheitswesen ist so aufgestellt, dass es volkswirtschaftlich schadet, wenn die Bevölkerung gesund lebt, isst und gesund bleibt. Je kränker wir sind, umso mehr machen Pharmabetriebe, Kliniken, Untersuchungselektronik und medizinische Fachkräfte Umsatz. Wie die Geschichte von Frau Grooten zeigt, sind Schmerzpatienten zu allem bereit, was man ihnen an „Hilfe“ anbietet. Aber es gibt Hilfen, die einfach anzuwenden und unspektakulärer sind, als das der Pharma-Industrie lieb ist. Daher stellen wir hier alternative Wege vor. Manches davon wird über gekaufte Medienberichte verleumdet und bekämpft. Je lauter Medien warnen, umso besser scheint die Pflanze oder das Produkt zu „funktionieren“. In Deutschland werden etliche Schmerzmittel bevorzugt verordnet, die zwar erstaunlich wirksam sind, aber ein hohes Potential an Nebenwirkungen haben. In anderen Ländern wurden sie deswegen zwangsweise vom Markt genommen oder gar nicht erst zugelassen.

Medikamente

Bei fast jeder Krankheit sucht man ein Medikament, das am besten sofort wirkt und keine unerfreulichen Nebenwirkungen hat. Noch besser ist es, wenn es nur einmal genommen werden

muss und es obendrein auch noch gut schmeckt. Pille rein und Problem gelöst! Wäre das nicht traumhaft schön? Viele Patienten sind der Meinung, wenn Ihre Fachkraft diese Wunderpille nicht sofort aus dem Hut zaubert, hat sie eben keine Ahnung. Wenn man gesagt bekommt, dass in diesem Fall nicht oder wenig zu helfen ist, dann geht man einfach zum nächsten Experten – immer in der Hoffnung dass Dr. XYZ mehr weiß als Dr. A.
In der Schulmedizin gibt es noch kein Medikament, das FMS heilt. Fibromyalgie wird deswegen offiziell als »unheilbar« definiert. Jedoch sind in der Naturheilkunde vielerlei Hilfen zu finden.

Wenn Fibromyalgie als solche nicht erkannt wird, gehören nutzlose Therapieversuche zum Alltag von Betroffenen. Gute Ratschläge kommen von allen Seiten:
„Machen Sie eine Ernährungsberatung!“
„Treiben Sie mehr Sport!“
„Wechseln Sie die Arbeitsstelle oder den Partner!“
„Da gibt es super Nahrungsergänzungen, die helfen ganz bestimmt!“
Am Ende der Fahnenstange vieler Maßnahmen wird typischerweise folgende Empfehlungen gegeben:
„Suchen Sie sich einen guten Psychotherapeuten. Viele Ihrer Symptome können auch psychosomatisch bedingt sein. Vielleicht haben Sie ein unbewusstes Trauma erlebt, das noch nicht verarbeitet ist?“ Psychische Faktoren können bei jedem Menschen eine Rolle spielen und eine Ursache für Krankheiten sein – so auch bei Patienten

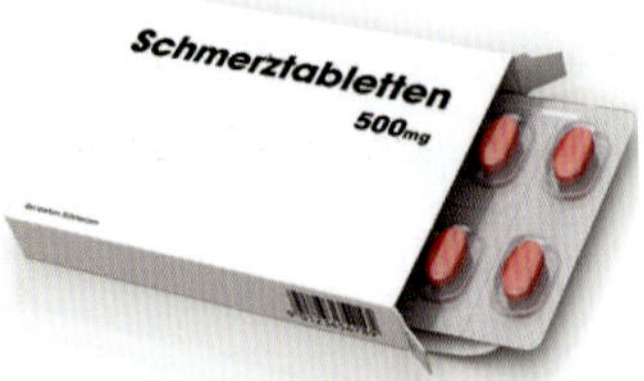

mit Fibromyalgie. Auch die anderen Ratschläge können theoretisch unterstützende Maßnahmen darstellen, wenn man auf ein paar spezielle Faktoren achtet.
Bei Schmerzpatienten steht natürlich immer die Sehnsucht nach Schmerzfreiheit im Vordergrund. Dafür kennt die Schulmedizin eine Fülle an Schmerzmitteln, die zwar den Schmerz dämpfen, aber das eigentliche Problem nicht beheben.

Frau Grooten glaubte anfangs den ärztlichen Aussagen, dass Fibromyalgie unheilbar sei und Schmerzmittel und Psychopharmaka die einzigen Hilfen seien. Sie hat nach vielen leidvollen Erfahrungen erkannt, dass die verordneten „Hilfen" manchmal mehr Schaden als Heilung mit sich brachten. Medikamente, die sie nicht unbedingt nehmen muss, meidet sie. Seit Jahren kommt sie ohne Schmerzmittel aus, auch wenn es fast täglich mal hier oder dort wieder zwickt. Häufig lindert sie Schmerzen mit einer Wärmflasche – ohne Tabletten.
Sicherlich ist eine Wärmflasche nicht das effektivste Mittel, um heftige Schmerzen zu behandeln. Schmerzen verursachen eine Kaskade an Reaktionen im Körper. Dabei sind das Gehirn, Muskeln, Stoffwechsel, Herzschlag und das gesamte Hormon- und Nervenkostüm beeinflusst. Der Schmerz zwingt dazu, sich mit dem eigenen Körper und sich selbst auseinanderzusetzen.

Um beim Beispiel der Fibromyalgie-Symptome zu bleiben, können eine ganze Reihe von Medikamenten akute Schädigungen der Muskulatur verursachen, die mit massiven Schmerzen einhergehen. Wenn jemand an Fibromyalgie leidet und gleichzeitig eines der erwähnten Medikamente einnimmt, sollte das mit einem Arzt besprochen und Alternativen gesucht werden. Nach einigen Wochen müssten die Beschwerden besser werden.

Falls Sie ein solches Medikament oft einnehmen oder anwenden müssen, befürchten Sie nun bitte nicht, unweigerlich eine Fibromyalgie zu bekommen. Dies geschieht glücklicherweise nur in seltenen Fällen.

Falls Sie an Fibromyalgie leiden, sollten folgende Medikamente vor der Einnahme mit einem Arzt besprochen werden:

- Cholesterinsenker wie Fibrate und Lovastatin
- Narkosemittel
- Harntreibende Medikamente wie Bumetamid und Metolazon
- Asthmamittel wie Salbutamol
- Gichtmittel wie Allopuriol
- Brechmittel wie Emetin
- Blutstillende Mittel (Epsilon-Aminocapronsäure)
- Rheumamittel (D-Penizillamin)
- Malariamittel (Chloroquin)
- Antiöstrogene (Behandlung nach Brustkrebs)
- Außerdem Antibiotika und Impfungen

Ist Schonung sinnvoll?

Die meisten Patienten mit Fibromyalgie versuchen sich zu schonen, was nur zu verständlich ist. Bei zu viel Schonung besteht

aber die Gefahr, Muskelabbau zu fördern, sich regelr
schonen. „Wer rastet der rostet", heißt ein bekanntes Sprichw
Sich Zeit zu lassen und die Leistungsfähigkeit bei Bewegungs- und Entspannungsübungen ganz langsam, sanft und kontinuierlich zu steigern, ist wichtig! Vor allem sollte die Bewegung Spaß machen und regelmäßig erfolgen. Es ist verständlich, dass man bei schmerzenden Gliedmaßen keinen Sport treiben will. Gewaltsame Dehnübungen und schweißtreibende Muskelarbeit steigern nur die Verspannungen und triggern die sowieso schon überempfindlichen Schmerzzonen.

Massagen

Massagen ja – aber... kräftige Massagen sind bei Patienten mit Fibromyalgie nicht zu empfehlen. Der Körper reagiert in vielen Bereichen überempfindlich. Er muss langsam lernen, dass Drucksignale nicht immer gleich eine Bedrohung bedeuten. Es gibt sanfte, wohltuende Massagen, wie Streichmassagen, Ölmassagen, Vakuummassagen, Manuelle Lymphdrainage, Hot-Stones-Massage, Aroma-Massage, Gesichtsmassage, Wärme, leichte Vibrationen in einer angenehmen, sicheren Atmosphäre. So können neue Verknüpfungen im Nervensystem entstehen und das innere Warnsystem lernt, dass in diesem Fall Signale aus dem Rücken kommen, die höchst wohltuend sind.
Es gibt eine spezielle Massage, die Ängste und Verspannungen löst: die „Oxytocinmassage". Oxytocin kennt man eher als Wehen- und Bindungshormon. Es hat aber noch weitere Eigenschaften! Es löst Ängste und Verspannungen wie kaum ein anderer Wirkstoff!

Es wird natürlicherweise extrem hoch während der Geburt, beim Stillen und im Umfeld eines Orgasmus ausgeschüttet. Wenn Verspannungen zu spüren sind oder bevor Sie irgendeine körperliche Übung beginnen, streichen Sie ganz sanft mit einer angewärmten Hand über diejenigen Hautbereiche, die wenige oder keine Tenderpoints enthalten. (Körnerkissen bei der Hand haben, um Hände notfalls anzuwärmen!) Jeglicher sanfte Hautkontakt fördert die Ausschüttung Oxytocins.

Die dafür sensitivste Region finden Sie am oberen Rücken im Dreieck unterhalb vom Hals und zwischen den Schulterblättern. Hier können Sie Freunde oder Ihren Partner bitten, bei vielen Gelegenheiten speziell sanft zu streicheln. Es ist genau die Stelle, die wir intuitiv berühren, wenn wir jemanden umarmen,

OXYTOCINDREIECK

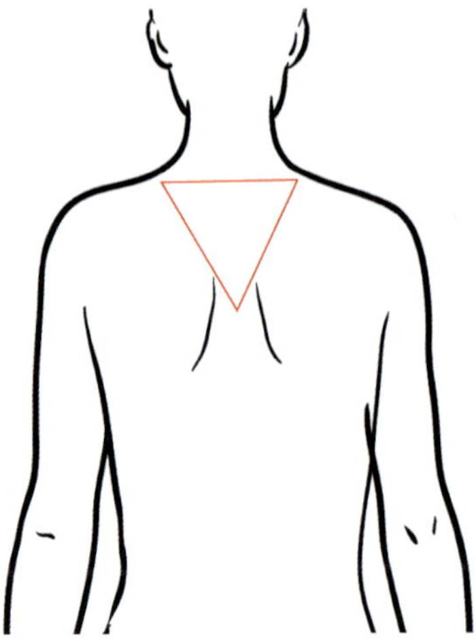

ermutigen oder trösten möchten. Auch oben auf dem Kopf können Sie es probieren. Danach ist vielleicht manches leichter – inklusive Bewegung und Muskelübungen.
Es gibt eine riesige Anzahl von Methoden, um zu einer größeren inneren Ruhe und zu muskulärer Gelöstheit zu kommen, z.B. Atemtherapien, autogenes Training etc. Eine Entspannungsmethode ist die progressive Muskelentspannung nach Edmund Jacobsen. Einzelne Muskelgruppen werden erst angespannt und wieder entspannt. Dazu finden Sie vielleicht Angebote in nahen Volkshochschulen oder Sportzentren.

Yoga

Was heute unter dem Begriff „Yoga" alles angeboten wird, ist keineswegs immer Yoga. Yoga wird seit langer Zeit selbstverständlich in europäischen Gesundheitsprogrammen und Kliniken angeboten, doch kaum mehr jemand hinterfragt, um was es sich bei Yoga im ursprünglichen Sinn handelt. Yoga ist eine religiöse Übung aus den hinduistischen Kulturkreisen (teils gemischt mit buddhistischen Elementen). Der Zweck ist mit Geistwesen, Kräften oder Energien der unsichtbaren Welt in Verbindung zu treten. In unserem europäischen Kulturkreis wird es aber oft auch nur als neutrale Körperübung für Selbstkontrolle und Körperbeherrschung praktiziert. Bevor Sie also einen Yogakurs besuchen, sollten Sie sich genau informieren, welchen Hintergrund das Programm hat. Für mich persönlich ist es nicht egal, welche Kräfte und Energien ich in mein Leben einlade. Dass angeblich alle Energien gut, positiv und helfend seien, glaube ich nicht. Ich weiß, dass es auch im geistigen Bereich „Nebenwirkungen" gibt, die alles andere als hilfreich sind. Meine Meinung ist, dass es zerstörerische Kräfte gibt, die „im Mantel der Liebe" daherkommen und Heilung versprechen. Wenn es im ersten Moment besser geht, ist das leider nicht immer ein Beweis von tatsächlicher Hilfe oder Ursachenbeseitigung.

Sport treiben und Spazierengehen

Sport zu treiben, vor allem reines Krafttraining, ist bei Patienten mit Fibromyalgie heikel. Alle diejenigen Fitnessgeräte und Trainingsformen sind ungünstig, die mit hohem Kraftaufwand verbunden sind. Ein leichtes Gerät mit unterschiedlichen, vor allem auch leichten Anforderungsstufen, ist besser geeignet. Es ist besser, regelmäßig wenige Minuten Gymnastikübungen zu praktizieren, als in großen Abständen eine ganze Stunde zu trainieren. Kraft- und Ausdauerübungen sollten sehr langsam und wenn möglich in Begleitung beginnen. Der Ehrgeiz, bestimmte Leistungen möglichst schnell schaffen zu können oder das Vergleichen mit anderen Sportlern, ist für Menschen mit Fibromyalgie Gift! Vergleichen kann oft zur Entmutigung führen. Es gibt gute Tage und schwache Tage – und das muss okay sein!

Spaziergänge an der frischen Luft sind fast immer gut – sie kosten bei Wind und Wetter lediglich die Überwindung auch tatsächlich raus zu gehen. Je nach Tagesform kann es einmal ein leichtes Schlendern mit besinnlichen Pausen und Kräutersammeln sein und ein anderes Mal können eine die Walkingstöcke begleiten.

Beim Nordic Walking (mit Stöcken) kann die Belastung nochmals rund 20 Prozent gesteigert und zusätzliche Muskelgruppen trainiert werden.

Stepper

Wenn ein regelmäßiger Spaziergang noch nicht möglich ist, sind einfache Stepper für Zu Hause eine Abwechslung. Frau Grooten tut der Stepper besonders gut. So ist man auch dann in Bewegung, wenn das Wetter alles andere als einladend ist – zumindest wenn man den Stepper auch betätigt.

Rehabilitationssport

Frau Grooten hat für 18 Monate einen Kurs für Rehabilitationssport besucht, der von der Krankenkasse bezahlt wurde. Allerdings muss dieser Sport vorher genehmigt werden. Er kann ambulant in verschiedenen Gruppen, unter Anleitung, durchgeführt werden. In der Regel findet dieser Rehasport zweimal in der Woche statt. Die Übungen kann man zu Hause fortsetzen und es ist nicht schlimm, wenn man mal fehlt.

Es ist kein anstrengender Sport, hauptsächlich lockern, aufwärmen und Gymnastikübungen. Falls man sich in einem Fitnessstudio anmeldet, ist das angenehme Ambiente wichtig. Mit einer Freundin zusammen ist manches leichter. Hinterher noch einen Saunagang anzuhängen, kann so einen Nachmittag zum Event machen.

Fahrradfahren

Eine Entlastung der Gelenke und dosierte Belastung der Muskulatur ist auch beim Fahrradfahren möglich. Wenn Wetter und Umgebung stimmen, bietet eine kleine Tour eine gute Bewegungsform. Es gibt heutzutage auch Fahrräder mit elektrischem Antrieb, um Hügel leichter zu bewältigen. Ein Hometrainer Zu Hause kann eine Alternative im Winter sein. Kopfhörer auf, passende Musik und das Ganze macht mehr Spaß. Manche strampeln auch gerne vor dem Fernseher.

Kinesiotape

Frau Grooten empfiehlt, ein Buch über Kinesiotape und Klebestreifenrollen im Schrank zu haben. Nachdem ihr ein ausgebildeter Fachmann das Anlegen des Tapes zeigte, legt sie sich heute die Klebestreifen selbst an. Die Behandlung erfolgt durch das Aufbringen von etwa fünf Zentimeter breiten, elastischen Klebebändern auf Baumwollbasis direkt auf die Haut. Dort verbleiben die Klebestreifen zwischen einigen Tagen bis zu zwei Wochen. Mit Kinesiotape können Verletzungen kuriert, Muskeln gelockert und Entzündungen gehemmt werden. Die Streifen, die aus fein gewebter Baumwolle bestehen und mit einem dünnen Film Acrylkleber versehen sind, werden wie eine zweite Haut an die Muskeln geheftet. Zudem sind die Streifen atmungsaktiv und hoch elastisch. Zwischen der Epidermis und der Dermis, also den ersten beiden Hautschichten, befinden sich die

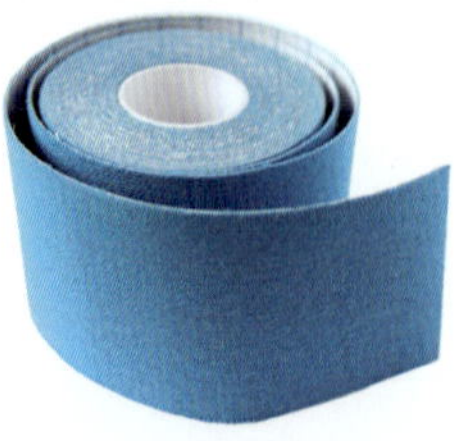

Schmerzsensoren. Kenzo Kase, der als japanischer Chiropraktiker auf der Suche nach einem Weg war, wie man Schmerzen ohne Medikamente lindern könnte, kam auf die Idee, die erste Hautschicht einfach anzuheben. So sollte das Blut besser in die verletzte Region fließen können. Die ersten Versuche mit seinen Tapes machte Kase an Sumoringern. 1979 gilt als das Geburtsjahr seiner Kinesiotapes.

Die Wirkung beruht nach Aussage des Erfinders auf zwei Faktoren:

❶ Durch die Stimulation der Klebestreifen werden Hautrezeptoren stimuliert.

❷ Es entsteht eine wellenförmige Gewebeanhebung unter dem Band. Dadurch wird unter dem Klebestreifen die Blut- und Lymphzirkulation erhöht. Um den gewünschten Effekt zu erzielen, ist es wichtig, dass das Tape exakt passend zum Verlauf der zu unterstützenden Muskeln und Sehnen geklebt wird.

Zur Behandlung konkreter Beschwerden ist stets eine medizinische Fachkraft nötig. Die gesetzlichen Krankenkassen erstatten im Gegensatz zu den meisten Privatkassen diese Leistung nicht.

Gymnastikbänder

Aus der Kur hat Frau Grooten die Gymnastikbänder mit nach Hause bekommen. Einzelne Übungen sind sowohl auf dem Sofa, als auch im Bett durchzuführen sowie im Garten, Wald oder auf dem Balkon. Gymnastikbänder gibt es in unterschiedlichen Festigkeiten – auch leicht dehnbare. Sie heißen entweder Thera-Band, Fitnessbänder oder Sportbänder und kosten 4 bis 12 Euro. Manchmal wird es mit einem Übungsbuch geliefert. Hinweis: Nicht immer sind Mitarbeiter in Sportzentren mit den Begrenzungen eines Patienten mit Fibromyalgie vertraut. In Kurhäusern und Reha-Einrichtungen sollte das aber der Fall sein. Fragen Sie erfahrene Physiotherapeuten nach leichten Übungen für Fibromyalgie-Patienten.

Hilfe bei Muskel- und Gelenkschmerzen

Frau Grooten wendete eine Phytodolor-Tinktur an. Diese Tinktur für rheumatische Erkrankungen bringt Patienten mit Fibromyalgie oft Linderung - ohne viele Nebenwirkungen. Die in Phytodolor enthaltenen Wirkstoffe haben in ihrer Kombination entzündungshemmende und schmerzlindernde Eigenschaften. Sie können so zu einer Besserung bzw. Beseitigung der Bewegungsschmerzen und Funktionseinschränkungen beitragen. Spezielle Aromaöl- oder Basenbäder können ebenso wohltuend und schmerzlindernd wirken.

Beinwell / Comfrey

Der Beinwell bekam seinen Namen, weil er dem „Gebein" gut tut. Das ist für FMS-Patienten interessant, denn sie kennen viele „Gebeinbeschwerden". Die Schleimstoffe vom Beinwell sind bei Gelenk- und Muskelbeschwerden eine wichtige Hilfe.

Aber der Beinwell kann noch mehr. Es ist die Pflanze mit dem höchsten Protein- und Tryptophangehalt. Letzteres ist die Vorstufe von Melatonin und Serotonin, zwei wichtige Hormone! Melatonin ist das Schlafhormon und spielt auch für das Immunsystem eine wichtige Rolle. Serotonin wird u.a. das Glückshormon genannt, weil es unsere Gefühle positiv beeinflusst. Außerdem begünstigt Serotonin die Blutgerinnung. Schlaf und Psyche freuen sich immer um etwas Nachhilfe, besonders wenn einen Schmerzen quälen.
Weniger bekannt ist die positive Wirkung von Beinwell auf die Magen- und Darmschleimhaut.
Ein dazu wichtiges Büchlein erhalten Sie von der Abtei Fulda: „Comfrey - was ist das?" Comfrey ist der englische Name einer etwas größeren Beinwellart. In dem kleinen Buch finden Sie sachliche Erörterungen und Beschreibungen zu den Wirkungen und Einsatzgebieten dieser Pflanze. Es wird auch erklärt, warum Apotheker zu Unrecht vor der innerlichen Anwendung von Beinwell warnen. Manche Menschen reagieren allergisch auf spezielle Beinwellsalben. Das muss nicht immer eine direkte Reaktion auf die Beinwellsubstanzen sein, sondern kann auch andere Inhalte in den Salben betreffen. Wenn man auf eine bestimmte Beinwellsalbe reagiert, dann kann man es auch mit Beinwellöl probieren oder es mit einer anderen Salbe versuchen.

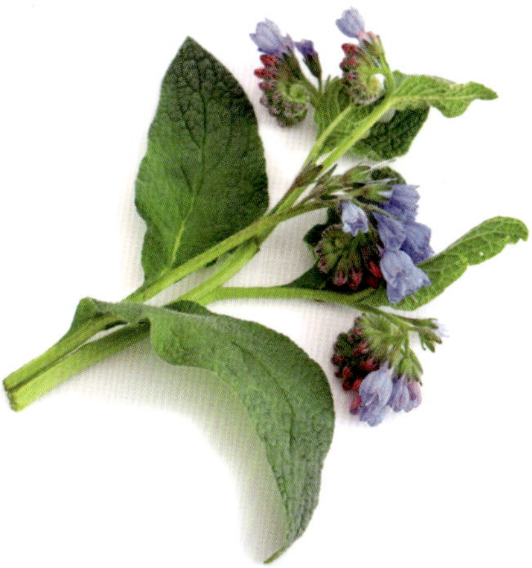

An Bachläufen und feuchten Hohlwegen findet man hin und wieder eine wilde Beinwellpflanze. So eine Staude und die etwas größere Kulturpflanze „ Comfrey" bieten Staudengärtnereien an. Die Pflanze ist mehrjährig und nimmt viel Platz im Garten ein. Am besten wählen Sie dafür eine hintere Ecke im Garten aus, in der sie sich die Blätter ausbreiten können. Weil sie so genügsam ist, wächst sie selbst in kargen Gebieten ohne große Beachtung. Eine andere Möglichkeit wäre, ein Stückchen Wurzel an einem etwas versteckten Ort (z.B. am Heckenrand, Bach- oder Seeufer) in der näheren Gegend in die freie Natur zu pflanzen. Auf regelmäßigen Spaziergängen können Sie die großen Blätter immer wieder ernten. Die Pflanzen wachsen schnell und ständig nach bis zum ersten Frost. Herausragend für Muskeln und Gelenke ist der frische Beinwell, Beinwellsalben, Beinwellöl oder Pasten. In der Apotheke finden Sie mehrere Angebote – oder Sie machen sich selbst mit zermixten frischen Blättern, Wurzelstückchen, etwas Buttermilch und Olivenöl wohltuende Umschläge! Viele Freunde der Naturheilkunde kennen fertige Beinwellsalbe aus der Apotheke, z.B. Traumaplant oder Kytta. Für Umschläge eignen sich Einmalhandschuhe aus Baumwolle (Drogerie oder Apotheke), Mullwindeln, oder Stofftaschentücher. Als Schutz muss eine Plastikfolie oder Plastiktüte dienen. Außen herum kann ein altes Küchenhandtuch oder ein zerschnittener Kopfkissenbezug als Wickel dienen.

Hilfen bei Magenbeschwerden

An einer gestörte Verdauung sowie Magenbeschwerden leiden leider viele Fibromyalgie-Patienten, oft auch durch eine lange

Medikamenteneinnahme bedingt. Frau Grooten musste deswegen viele Magen- und Darmspiegelungen über sich ergehen lassen. Die alte Volksheilkunde ging da teilweise recht „rustikal" vor, indem Natron und Glaubersalz reichlich zum Zug kamen. Diese Rosskuren waren für das sensible Verdauungssystem keineswegs eine längerfristige Hilfe.

Unser Magen-Darmtrakt lebt von der Balance unzähliger Bakterien, Enzymen und Stoffwechselvorgängen. Daher sind die behutsameren Vorgehensweisen eher zu empfehlen.

Hier ein paar Beispiele:

Frau Grooten empfiehlt für die Verdauung folgende Saftmischung: Vier Esslöffel Kartoffelsaft mit einem halben Glas Tomatensaft (aus dem Reformhaus) mischen, umrühren und circa dreißig Minuten vor dem Mittag- und Abendessen schluckweise trinken. Das hilft sehr gut bei Blähungen und Mobilitätsstörungen. Das Rezept bekam Frau Grooten von einer Ärztin nach der 18. Magenspiegelung. Schon nach einigen Tagen spürte sie eine deutliche Besserung.

Ein weitläufiger Verwandter hatte mit fürchterlichen Magenschmerzen und Darmbeschwerden zu kämpfen. Wegen einer sehr großen, offenen Unfallwunde musste er bereits zwei Wochen lang Antibiotika schlucken. Da für ein halbes Jahr eine Fortsetzung der Antibiose vorgesehen war, verzweifelte er fast bei dem Gedanken, das so lange aushalten zu müssen. Jegliches

Essen brannte wie Feuer im Bauch. Es war für ihn unvorstellbar, wie er sechs Monate so durchhalten sollte. Das änderte sich rasch mit einer Beinwellteebegleitung. Die Behandlung konnte fortgesetzt werden ohne Schmerzen nach dem Essen zu haben. Das hat mich damals sehr beeindruckt.

Buttermilch, Quark und Molke sind ebenfalls ernst zu nehmende Heilmittel für die äußerliche und innerliche Anwendung. In der Sauermilchmolke sind alle wesentlichen Geschlechtshormone und unzählige Enzyme enthalten, die im Heilungsprozess wichtig sind – ganz zu schweigen von der positiven Wirkung auf die Darmflora. Sauermilchmolke kann nur aus frischer Kuhmilch vom Bauern gewonnen werden, indem man Vollmilch bei Zimmertemperatur stocken lässt. Die wässrige Flüssigkeit, in der die weißen Milchbestandteile abgesetzt schwimmen, ist die Molke. Dieses Produkt kann auch fertig in Reformhäusern oder im Internet gekauft werden (z.B. Molkosan). Molke ist ein fett- und kalorienarmes Lebensmittel, das neben hochwertigem Eiweiß auch einen hohen Gehalt an B-Vitaminen (B1, B2, B6) und Mineralstoffe (Kalium, Calcium) enthält. Sauermilchprodukte wie Molke oder Joghurt, fördern eine intakte Darmflora. Molke wird sowohl innerlich wie äußerlich eingesetzt. Äußerlich eignen sich mit Molke getränkte Tücher als Umschlag bei Hals-, Bronchien-, Gelenk-, Brust- und Muskelbeschwerden, innerlich wird dieses Produkt bei Magen-, Gallen- und Nierenproblemen angewendet.

Da Hormone ganz leicht durch die Haut aufgenommen werden, könnte das eine hormonelle Wirkung bei Umschlägen mit Molke erklären. Wir haben frische Sauermilchmolke im Labor auf ihren Hormongehalt testen lassen. In einem Milliliter waren enthalten:

Estradiol: 8,2 pg
Estriol: 23,6 pg
Progesteron: 267,01 pg
Testosteron: 218 pg
DHEA: 340 pg

Unsere Müttergeneration kannte die altbewährten Quarkwickel als einfache Kur bei Brust-, Muskel- und Gelenkbeschwerden. Dafür nehme man 250 g Vollfett- oder Magerquark und verrühre es mit ca. drei Esslöffeln Wasser. Der Quark wird auf einem Geschirrtuch oder alten Stofftaschentuch verteilt (oder in einen Einmal-Waschhandschuh gefüllt) und um die schmerzende Stelle gewickelt. Eine Plastikfolie sollte als Schutz für Kleidung und Bett dienen. Um das ganze Pack wird noch mal ein größeres Handtuch darüber gewickelt und mit einer Sicherheitsnadel oder Klebestreifen fixiert. So lässt man den Quark mehrere Stunden oder die ganze Nacht einwirken. Danach sind die Schmerzen oft besser oder weg. Der Schlaf wird erholsamer und man hat keine unerfreulichen Nebenwirkungen – es sei denn, das Tuch hielt nicht dicht und das Bett riecht nach Quark.

Ernährung und Gewicht

Eine gesunde, ausgewogene Essweise unterstützt unseren Körper und hilft gesund und „in Form" zu bleiben. Das ist nichts

Neues. Aber wo lernt man am besten, was der Körper braucht? Wie man z.B. sinnvoll und behutsam falsche Essgewohnheiten umstellt und unnötige „Rettungsringe" los wird? Wer täglich von Schmerzen und geschwollenen Fingern geplagt ist, wird beispielsweise für das Gemüse putzen weniger Mühe aufbringen wollen. Frau Grooten kennt das zu gut und hat sich (wie die meisten Frauen irgendwann im Leben) für Kurse über Ernährung und Gewichtsreduktion interessiert. Wenn es um Gewichtsreduktion geht, kann der Kampf gegen die Pfunde oftmals ein kleines Vermögen verschlingen und zu fürchterlichen Frusterlebnissen führen. Je bekannter eine Methode ist, umso mehr werden Kurse dazu angeboten – leider sind das nicht immer die besten Angebote. Frau Grooten hat verschiedene Kurse besucht. In einem AOK-Kurs hat sie sehr viel über richtige Ernährung bei Fibromyalgie gelernt. Ich denke, dass es sich gemeinschaftlich leichter lernt, als mit Video und Buch von Zu Hause aus. Je mehr Sie über Zusammenhänge erfahren, umso weniger werden Sie sich in die Extreme, wenn es beispielsweise um Gewichtsreduktion geht, locken lassen.

Eines werden Sie sehr schnell feststellen (falls Sie nicht schon längst des Themas überdrüssig sind): Beim Thema Ernährung hört man viele gegensätzliche Meinungen. So auch bei Fibromyalgie. Die einen betonen, auf jegliches Getreide oder Fleisch zu verzichten. Andere warnen vor Obst, Milch und jeder Art von Hülsenfrüchten. Wir haben aber von unserem Schöpfer einen eingebauten Sensor geschenkt bekommen: Appetit. Auf was wir Hunger und Durst haben, enthält meistens Nährstoffe, die unser

Körper gerade besonders braucht. Das ist auch das Geheimnis, warum wir selten rund ums Jahr immer auf das gleiche Obst oder Gemüse Hunger haben. Sind die Nährstoffkammern voll, geht der Appetit auf diese speziellen Nahrungsmittel zurück – nicht nur in der Schwangerschaft. Daher ist es wichtig, auf den Appetit zu achten. Schauen wir uns nun einzelne Ernährungsbereiche etwas näher an, wie z.B. Fleisch.

Fleisch?

Sich vegetarisch oder vegan zu ernähren, wird derzeit in den Medien reichlich erörtert. Beide Ernährungsformen haben überwiegend den Ruf, der Gesundheit besonders zu dienen. Jawohl, meiner Meinung nach gibt viele Argumente dafür, wenigstens eine Zeit lang eine eingeschränkte Nahrungsauswahl zu probieren. Sie werden sehr schnell feststellen, wie lange es Ihnen gut tut oder nicht. Bei einzelnen Krankheiten gibt es sogar spezifische Diäten, die es wert sind, näher angesehen zu werden.

Ist jemand an Fibromyalgie erkrankt, dann spricht vieles für einen mäßigen Fleischkonsum. Wird ein Tier artgerecht gehalten und gefüttert, dann braucht es weniger Medikamente und wird weniger Fett ansetzen. Bei Wildschwein, Reh, Hase, Fasan und Rebhuhn ist man fast auf der sicheren Seite.
Bei Enten, Gänsen, Rindern, Kalb und Hühnern ist das sehr viel schwerer zu bekommen.
Fleisch von Zuchtschweinen und von Tieren, die mit Soja gefüttert werden (billiges Fleisch), verhält sich bei der Zubereitung

schon anders und schmeckt auch dementsprechend anders, als jenes Fleisch von Tieren, welche nicht mit Soja gefüttert wurden...

In Fleisch sind sehr viele Nährstoffe enthalten, die bei fleischloser Kost durch andere Nahrungsmittel ersetzt werden müssen. Dazu gehören z.B. Mineralien (besonders Eisen), Vitamine, Proteine, Spurenelemente und viele Aminosäuren (wie z.B. das L-Carnitin). Letzteres ist eine körpereigene Substanz, die unsere Fettverbrennung steigert und die Regeneration nach dem Sport verbessert.

Die Regenerationskost unserer Großmütter für kranke und belastete Menschen sollte nicht vergessen werden. Unter anderem gehörte die Markknochenbrühe oder Hühnerbrühe dazu. Manche FMS-Patienten reagieren auf große oder minderwertige Fleischportionen mit vermehrten Entzündungen oder Schmerzschüben. Tierische Fette, Innereien und Eigelb liefern viel Arachidonsäure, die im Körper Schübe auslösen können. Andere reagieren nur auf geräuchertes Fleisch und spezielle Würste. Glauben Sie Ihrem Körper, indem Sie auf solche Reaktionen achten und sie ernst nehmen.

Fisch und Meeresfrüchte

Nicht jeder mag Fisch. Andere brauchen wenigstens zweimal pro die Woche etwas aus dieser Richtung. Fisch sollte hauptsächlich aus dem offenen Meer oder Fluss stammen, nicht aus Zuchtanlagen. Gezüchtete Fische (besonders billiger Lachs) in engen Wasserbecken sind anfälliger für Krankheiten, die medikamentös behandelt werden müssen. Verpackungen genau zu lesen, ist sinnvoll.

Fischöl- oder Krillölkapseln werden zunehmend empfohlen, was durchaus seine Berechtigung hat – besonders im Winter. Beides enthält eine Fülle an Proteinen, Aminosäuren, Vitaminen, natürlichem Jod, Mineralien, wertvolle Fettsäuren, Selen u.a. Wenn man es hier jedoch übertreibt, bildet der Körper auffallend viele Estrogene (Estradiol und Estriol). Das wäre dann auf Dauer gesehen nicht „natürlich".

Getränke

Die meisten Erwachsenen trinken zu wenig. Wer auf das Durstgefühl wartet, bis er etwas trinkt, hat wahrscheinlich oft ein Flüssigkeitsdefizit. Der Mensch kann rund einen Monat ohne Nahrung überleben, aber höchstens drei bis fünf Tage ohne zu trinken. Für unsere Gesundheit ist das richtige und ausreichende Trinken am Tag mindestens ebenso wichtig wie die richtige Ernährung. Wenn wir zu wenig trinken, sendet uns der Körper neben dem Durstgefühl noch weitere Signale wie zum Beispiel Schwindel und Kopfschmerzen. Dann sollte man jedoch nicht sofort zu Schmerzmitteln, sondern besser zur Wasserflasche greifen. In vielen Fällen werden die Kopfschmerzen danach besser. Trinken wir zu wenig, verdickt sich unser Blut und kann dadurch nicht mehr genügend Sauerstoff ins Gehirn transportieren. Auch am Urin kann man Flüssigkeitsmangel erkennen. Normalerweise hat Urin eine hell- bis dunkelgelbe Färbung. Die Farbe bekommt

Urin durch die Gallenfarbstoffe. Diese bilden sich beim Abbau der roten Blutkörperchen. Je mehr man trinkt, desto heller wird der Urin. Wer zu wenig Flüssigkeit aufnimmt, kann demnach eine dunklere Verfärbung des Urins bei sich beobachten. Experten ermutigen zum Beobachten: Einmal am Tag sollte man einen hellen Urin haben. Damit zeigt der Körper an, dass er genügend Flüssigkeit erhalten hat.

Es ist zu empfehlen, überwiegend Wasser ohne Kohlensäure und Fluor oder dünne Tees zu trinken. In vielen Säften oder Softgetränken sind Zusatzstoffe, Süßstoff oder Zucker enthalten, die Magen und Darm das Leben schwer machen können. Saftschorlen (ebenfalls ohne Kohlensäure) sind besser geeignet.

Viele Patienten mit Fibromyalgie haben durch ihren Cortisolmangel einen fast unersättlichen Bedarf an Kaffee oder schwarzem Tee, um irgendwie den Tag zu überstehen. Andere wissen um ihre Kaffee-Sensitivität und greifen lieber zu grünem - oder Rotbuschtee. Hier heißt es auszuprobieren, welche Sorten am ehesten vertragen werden. Hinweis: Koffein kann die Wirkung von Insulin beeinflussen (verstärken!). Alkohol wie in Wein und Bier, darf erst konsumiert werden, wenn der Blutzucker stabilisiert ist und Schmerzmittel abgesetzt sind. Auch andere Medikamente können mit Alkohol ungeahnte Nebenwirkungen bewirken. Deshalb heißt es hier besonders vorsichtig zu sein. Mit alkoholfreien Sorten oder dünnen Schorlen ist man auf der sicheren Seite.

Sprossen und Keime

Kennen Sie Wildkräuter, Gewürze, Sprossen und Keime? Sie sorgen für beliebig neue Geschmacksvarianten. Besonders empfehlenswert dazu ist das Buch vom Heyne-Verlag „Das große Buch der Sprossen und Keime". Es berichtet von der einfachen Art, sich selbst Sprossen zu ziehen und macht einem den Mund mit feinen Rezeptideen wässrig. Frische Wildkräuter, Sprossen und Keime stellen jegliche Nahrungsergänzungsmittel in den Schatten. Sie enthalten alles, was der Mensch braucht: Vitamine, Mineralien, Spurenelemente, Aminosäuren, Phytohormone usw. Das kostet ein paar wenige Euro für die Utensilien und Samen, etwas Platz auf der Fensterbank oder ein leeres Gurkenglas bzw. eine Keimschale und etwas Geduld von ca. 3-5 Tagen – und schon kann mit der Ernte begonnen werden. Sie sind die einfachste und billigste Form einer natürlichen Multi-Mineral- und Vitaminversorgung.

Im Sommer ist die Zeit um an Heckenrändern Frischkräuter zu sammeln, die ebenfalls sehr nährstoffreich sind.

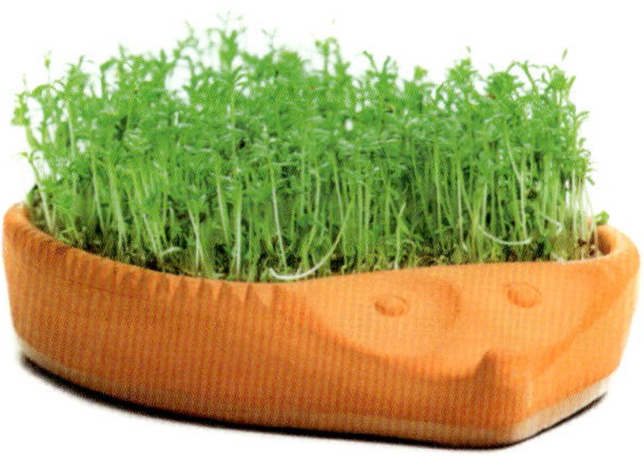

Obst und Gemüse

Nicht jeder Mensch verträgt Obst und alle Gemüsearten. Die Fructoseintoleranz ist weit verbreitet. Hülsenfrüchte, Zwiebeln und Kohlarten können fürchterliche Blähungen verursachen. Nachtschattengewächse machen sich bei manchen Menschen mit juckenden Hautausschlägen bemerkbar. Liegen keine Unverträglichkeiten vor, ist Gemüse in jeder Form und Variation, gekocht oder als Rohkost empfehlenswert.

Besonders zu empfehlen sind die einfachen aber kreativen Smoothies. Machen Sie sich Ihren Powerdrink selbst, am besten grün und am besten in Bioqualität. Alle Zutaten ordentlich waschen, bzw. schälen und in einem Mixer flüssig rühren. Inhalte der Smoothies können z.B. sein: alle Obstsorten aber auch Frischkräuter, Sonnenblumenkerne, Salate (Rucola, Kopfsalat, Rapunzel) sowie Gemüse (die grünen Blätter enthalten viel Chlorophyll). Als Flüssigkeit kann man stilles Wasser, aber auch Kokoswasser (Reformhaus oder Bioladen), Mandelmilch oder frischen Orangensaft dazu geben.

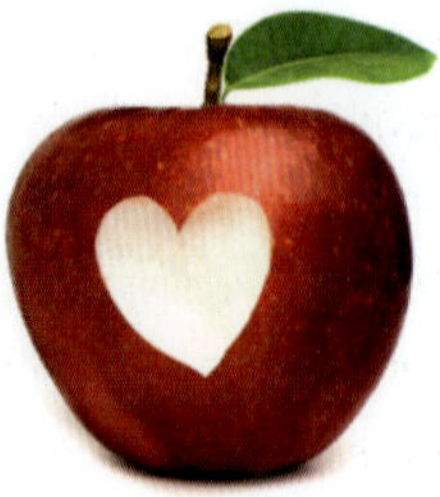

Milch

Inzwischen warnen manche Ernährungsexperten vor Milch – ganz besonders vor ultrahocherhitzter, entrahmter Milch. Es wird die These propagiert, dass erwachsene Menschen keine Enzyme für die Verdauung der Milch haben – unabhängig davon, ob eine Laktoseintoleranz vorliegt oder nicht. Teilweise gebe ich ihnen Recht. Wenn aus der Milch wesentliche Enzyme durch aufwendige Haltbarkeitsprozesse entfernt werden, dann wundere ich mich nicht, wenn der menschliche Darm damit Schwierigkeiten bekommt. Demnach ist Milch nicht immer gleich Milch.

Kohlenhydrate in Getreidearten, Zucker und Kartoffeln

Getreide, Kartoffeln, Reis, Brot und Nudeln enthalten Stärke, die für manchen Darm eine Belastung darstellen. Wer das bei sich kennt, wird andere Grundnahrungsmittel suchen. Als Alternative zu normalen Kartoffeln bieten sich Süßkartoffeln, Yams, Topinambur u.a. an. In jeder Form sind Buchweizenprodukte erlaubt.
Wenn Betroffene zusätzlich an Blutzuckerproblemen leiden (z.B. an einer chronischen Unterzuckerung (Hypoglykämie) mit Blutzuckerwerten unter 50 mg/dl) spricht man von einer Fibroglykämie. Doch unabhängig davon, ob nun eine Fibroglykämie vorliegt oder nicht, gehört zur behutsamen Ernährung aller Fibromyalgie-Betroffenen eine Reduzierung der Kohlenhydratzufuhr, besonders die Kohlenhydrate in Zucker, Weißmehl, Stärke etc. Auch die Phosphataufnahme die reichlich in Fischstäbchen, Bockwurst, Wiener, Leberkäse, Schmelzkäse, Hartkäse, Lachs

enthalten sind, verstärken bei manchen Patienten die Symptome. Daher ist man mit selbst gekochten Gerichten besser bedient. Das ist theoretisch schön und gut, aber jetzt stellt sich eventuell die Frage, was ist wenn man nicht mehr weiß, wie man seine Finger benutzt ohne höllische Schmerzen dabei zu haben? Aus meiner Erfahrung weiß ich, dass es manchmal sinnvoller ist teilweise vorbereitetes Essen zu kaufen anstatt gar nichts zu essen. Im Notfall ist Gemüse aus dem Tiefkühlfach immer noch besser als auf eine Mahlzeit ausfallen zu lassen!
Viele FMS-Patienten kämpfen mit einem niedrigen Serotoninspiegel. Sobald Licht die Augennetzhaut erreicht, produziert hauptsächlich der Darm aus der Aminosäure Tryptophan das Serotonin. Je mehr wir ohne Sonnenlicht arbeiten und leben, umso schwächer wird tagsüber die Serotoninausschüttung. Mit zunehmender Dunkelheit wird aus Tryptophan nicht mehr Serotonin, sondern das Schlafhormon Melatonin gebildet. Da der menschliche Organismus nicht in der Lage ist, Tryptophan herzustellen, ist er auf die Zufuhr über Nahrungsmittel angewiesen. Deswegen ist es wichtig zu wissen, in welchen Nahrungsmitteln die Vorstufe (Tryptophan) von Serotonin enthalten ist, so dass der Körper beliebig viel Serotonin am Tag und Melatonin (Schlafhormon) in der Nacht aus dem Tryptophan bilden kann. Tryptophanreiche Lebensmittel sind z.B. Beinwell, Cashewkerne, Lachs, Eier, Bananen, biologisches Kalb- und Rindfleisch, Thunfisch, Haferflocken, Kakao bzw. Schokolade. Deshalb ist Schokolade ist nicht umsonst eine der beliebtesten Naschereien, weil sie neben dem Tryptophan auch Progesteron und Magnesium enthält –aber auch reichlich Sojalecithin. Letzteres sollte man bei einer Unterfunktion der

Schilddrüse vorsichtig sein, denn diese wird möglicherweise durch eine sojareiche Ernährung und Sojalecithin verstärkt. Schokolade und Zucker sorgen für Wohlbehagen und Entspannung. Doch die Freude ist meist nur von kurzer Dauer. Zucker beeinträchtigt unser Immunsystem. Das hat zwei Hauptgründe:

❶ Zucker ist die Hauptnahrung von Pilzen und Schmarotzern im Darm. Schon die durchschnittlich am Tag konsumierte Zuckermenge reicht aus, um unser Verdauungssystem zu schädigen. Wird der Darm zum Patient, dann schränkt das seine Funktionsfähigkeit ein. Unser Immunsystem ist aber auf einen gut funktionierenden Darm angewiesen. Wenn das Immunsystem geschwächt ist, haben Bakterien, Viren, Pilze und Parasiten leichtes Spiel. Dadurch wird der Mensch anfälliger für Krankheiten. Fibromyalgie gehört auch zu den Krankheiten, die eine offene Tür namens „geschwächtes Immunsystem" braucht, um bei uns einziehen zu können. Ist bei Ihnen diese Tür offen?

❷ Mit dem Zucker werden dem Körper reine, nackte Kalorien geliefert – ohne Vitamine, Mineralien, Spurenelemente oder Ballaststoffe. Man spricht hier auch von leeren Kalorien. Bei einem hohen Zuckerkonsum essen wir weniger reichhaltige Nahrungsmittel, so dass sich der Körper gespeicherte Nährstoffe aus Leber, Haarwurzeln oder Knochen holen muss. Allein schon für die Verarbeitung des gegessenen Zuckers sind Begleitstoffe erforderlich, die sich der Körper aus den eigenen Vorräten holen muss. Noch einen wesentlichen Nachteil bringt uns jede Zuckerorgie. Reichlich Zucker bewirkt oder erfordert eine erhöhte Ausschüttung von einer ganzen Sammlung an Hormonen. Dazu gehören u.a. Cortisol und Adrenalin. Wie war das doch gleich mit den Stresshormonen bei überempfindlichen Nerven? Einen Weblink zum Thema Zucker finden Sie im Kapitel „Webtipps".

Süßstoffe oder alternative Süßungsmittel

Nicht nur mit FMS sollte man mit Süßstoffen wie z.B. Cyclamate (E 952) oder Aspartam vorsichtig sein. Es wurden von einem amerikanischen Gesundheitsamt um die neunzig Symptome mit Süßstoff in Verbindung gebracht. Dazu gehören Atembeschwerden, undeutliche Aussprache, Beklemmungsgefühle, Depression, Hörverlust, Gedächtnisverlust, Gelenkschmerzen, Geschmacksverlust, Müdigkeit, Gewichtszunahme, Hautausschläge, Herzklopfen, Herzrhythmusstörungen, Schwindel, Kopfschmerzen/Migräne, Muskelkrämpfe, Reizbarkeit, Schlaflosigkeit, Sehprobleme, Starrheit, Schwindelanfälle, Tinnitus, Übelkeit u.a. Aspartam und Süßstoff-Kombinationen mit Cyclamat werden beschuldigt, bei folgenden Erkrankungen beteiligt zu sein: Tumore verschiedener Art, Multiple Sklerose, Epilepsie, CFS, Parkinson, Alzheimer oder andere Demenzformen, geistige Behinderung, Lymphgefäßerkrankungen, behinderter Nachwuchs, Blutgerinnungsstörungen, Gefäßerkrankungen und Diabetes.

Quellen: www.nirakara.de/Aspartam.htm
www.myaspartameexperiment.net (englisch)
„Die Ernährungslüge - Wie uns die Lebensmittelindustrie um den Verstand bringt" von Hans-Ulrich Grimm.

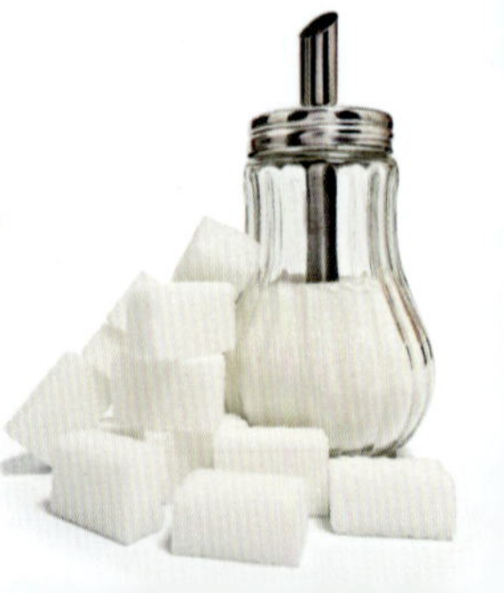

Öle und Fette

Fett ist nicht gleich Fett. Es gibt gute und schlechte Fette. Je heißer ein Öl gepresst wird, umso minderwertiger ist es. Daher sind kalt gepresste Öle den billigen Ölen vorzuziehen. Wenn Sie Ihrem Körper innerlich und äußerlich etwas Gutes tun wollen, dann kaufen Sie sich frische Öle direkt in Ölmühlen. Sie werden staunen, um wie viel besser frisches Öl schmeckt. Je nach Ölpflanze haben Öle unterschiedlichen Geschmack und Einfluss auf unseren Körper. Dies könnte man sehr wohl therapeutisch nutzen, wenn man sich etwas mit Ölen auskennt. Vielleicht machen Sie die gleiche Beobachtung wie ich: Man friert weniger, wenn der Körper gesundes Fett bekommt. Nimmt man zwischendurch eine Fischölkapsel, verstärkt sich dieser Effekt. Hier ein paar Tipps, wie man Öle nutzen kann:

Öl in ein kleineres dunkles Fläschchen umfüllen und mit einem Trichter verschiedene Kräuter und Gewürze, die Ihnen besonders gut schmecken, hinein geben. Immer wieder mal leicht schütteln. Bereits nach kurzer Zeit kann man 2 bis 3 Esslöffel auf einen kleinen Teller oder ein flaches Schüsselchen geben und ein Stück Mehrkornbrot eintauchen und essen.

Ein leeres Marmeladenglas mit etwas Öl füllen und Gewürze und getrocknete Salatkräuter dazu mischen. Das ganze mit gewürfeltem Schafskäse füllen – so das Öl den Käse noch bedecken sollte. Natürlich kann man das ganz auch billig und fertig kaufen. Aber in diesen Fertigangeboten steckt kein kostbares, frisches Öl.

Für den Happen zwischendrin kann man auch gerne mal Hüttenkäse verwenden. Den Käse mit frisch gemahlenen Pfeffer, etwas Kurkuma oder Meerrettich sowie mit 1 bis 2 Esslöffel gutem Öl vermischen.

Gesunde Kräcker oder mindestens drei Tage altes Brot dazu sind ein kleines Festmahl für mich. Wenn Sie mehrmals am Tag so ein paar Happen zwischendurch essen verschwindet der Heißhunger auf Süßigkeiten.

Ganz egal welche Art von Gemüse, Nudeln, Reis, Müsli oder Getreidebrei Sie bevorzugen – mit einem Schuss frischem Öl direkt auf den Teller bekommt das Gericht noch mal eine wertvollere Note.

Der Körper kann mit Omega-3-Fettsäuren unterstützt werden. Sie sind in Fisch, Mandeln und Walnüssen sowie in manchen Pflanzenölen, aus Leinsamen, Nüssen und Raps zu finden. Es verbessert den Blutfluss in den Gefäßen und ist für die Energieversorgung von Gehirn und Augen bedeutsam. Es wird als Grundsubstanz für die Umwandlung in Prostaglandine benötigt,

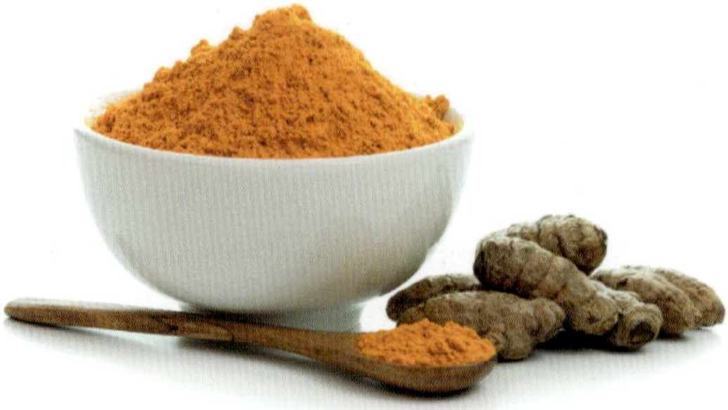

die antientzündlich und hormonähnlich wirken. Da es u.a. auch Herzkreislauffunktionen und Funktionen des Nervensystems regelt, ist es als unterstützende Therapie bei Fibromyalgie geeignet. Gleichzeitig beugt man vielen anderen Erkrankungen vor. Es verbessert den Blutfluss in den Gefäßen und ist für die Energieversorgung von Gehirn und Augen bedeutsam. Es wird als Grundsubstanz für die Umwandlung in Prostaglandine benötigt, die antientzündlich und hormonähnlich wirken. Da es u.a. auch Herzkreislauffunktionen und Funktionen des Nervensystems regelt, ist es als unterstützende Therapie bei Fibromyalgie geeignet. Gleichzeitig beugt man vielen anderen Erkrankungen vor.

Hautpflege

Wussten Sie, dass Ihr größtes Organ die Haut ist? Sie ist ein offenes Scheunentor für viele Wirkstoffe, die im Laufe eines Tages in Kontakt mit unserer Haut kommen. Auf einem kleinen Quadratzentimeter Haut sind bis zu 400 Sensoren. Pflegende Bäder, das Eincremen oder Körperöle beruhigen und nähren diese. Es ist keineswegs egal wie wir unsere Haut waschen und pflegen. Mandelöl oder Olivenöl dürften die bekanntesten Vertreter pflegender Öle für die Haut sein. Jedes Öl hat seine spezifische Farbe, Eigenschaften, Geschmacksnote und Wirkung. Der Unterschied ist charakterisiert durch das jeweilige Verhältnis mehrerer Fettsäuren, durch Pflanzenwirkstoffe und dem individuellen Aroma. Hier einige wichtige Öle, die in der Hautpflege und Heilkunde eine Rolle spielen: Jojobaöl, Leinöl, Distelöl, Aprikosenkernöl, Walnussöl, Pampelmusenkernöl, Hanföl, Mohnöl, Kokosöl und

Sonnenblumenöl. Verwenden Sie nicht zu viel von alledem, nur so viel, wie die Haut aufnehmen kann.

Vergessen wir nicht, dass im Orient die Hautpflege und Heilkunde mit vielen kostbaren Ölen verbunden ist. In alten Überlieferungen der Geschichtsbücher findet man ganz besondere Berichte, in denen die Bedeutung von Öl geschildert wird.

Haben Sie schon mal einen Schuss Öl direkt ins Badewasser gegeben? 1-2 Esslöffel genügen. Der Ölfilm verteilt sich gleichmäßig auf der gewärmten Haut, zieht ein, wird von den feinen Blutadern aufgenommen und bewirkt so viel Gutes im Körper.

Für eine Massage lassen sich einzelne Hautpartien leicht mit Öl einreiben. Für den Duft ist Lavendel- oder Rosenöl ansprechend. Es macht Spaß zu experimentieren. Und wenn der Partner auch mal was tun darf, umso besser. Derjenige, der massiert, sollte seine Hände immer gut vorwärmen und natürlich scharfkantige Ringe ablegen. Wegen der Fibromyalgie sollte die Massage ganz sanft geschehen, lediglich leichtes Streichen. Sobald Sie merken, dass es während oder nach der Massage wehtut, hören Sie auf und lassen Sie sich von jemanden massieren, der sich mit Fibromyalgie auskennt.

Wärme und Kälte

Wärmekissen, Wärmflasche, Kirschkernkissen, heiße Rollen, heiße Duschen, heiße Bäder, Fangopackungen, Sauna, Wärmekabine,

Wärmepflaster, Infrarotstrahler wirken wohltuend. Doch Vorsicht, zu viel Wärme verschlechtert manchmal die Symptome. Dies gilt auch dann besonders, wenn Sie „Plastikstoffe“ oder Kunstfaser auf dem Körper tragen. Damit kann die Haut schwer atmen und klebt am Stoff.

Auch im Bett oder auf dem Sessel sollten Sie an den Beinen oder Füßen warm bleiben. Ich bin kein Freund von elektrischen Heizkissen – aber manchmal ist es das kleinere Übel, wenn man es nur kurz zum Aufwärmen einschaltet. Lieber in der Nacht das Fenster auf, dass genügend Sauerstoff hereinkommt und mit Wärmflasche oder Dinkelkissen unter die warme Decke.

Vielen hilft auch die Infrarotkabine (IRK) als wirksame Methode der Wärmebehandlung, auch in Kombination mit der Ganzkörperkältetherapie (GKT).

Kälte ist einerseits Sport für die Gefäßmuskeln, aber bei Fibromyalgie kann sie doppelt unangenehm sein. Viele FMS-Patienten wagen sich an´s Wechselduschen. In Schmerzphasen ist es schon bemerkenswert genug, wenn man die Hände und Unterarme mal zwischendurch mit einem kühlen Guss überspült. Man kann unter der Dusche erst vorsichtig mit den Beinen, Armen und dem Gesicht beginnen und dann langsam mit Wechselduschen fortfahren.

Im Winter ist es empfehlenswert, ganz kurz leicht bekleidet ins Freie zu gehen und sich drinnen gleich wieder aufzuwärmen –

am Besten am warmen Kachelofen, falls man einen hat. Auch eine Wärmflasche oder ein warmes Fußbad kann für die Aufwärmung sorgen.

Wasser

Wohltuend sind Thermalwasser oder warmes Meerwasser. Bewegungen im Wasser sind durch die geringe Schwerkraft eine Wohltat für starke Schmerzen. In Deutschland ist es möglich, sich Krankengymnastik in Verbindung mit Wasser von der gesetzlichen Krankenkasse verschreiben zu lassen. Neuerdings wird auch Aquacycling und Aquajogging angeboten.
Auch normales Schwimmen ist in Ordnung. Es kommt darauf an, dass die Technik nicht zu kompliziert ist und die Bewegung Freude macht. Dabei immer auf sein Bauchgefühl hören und aufhören wenn es zu viel wird. Dies gilt auch für die Wasserdüsen in den Thermalbädern.

Stress reduzieren

Jeder kennt Beziehungsstress, Stress mit dem Arbeitgeber, Nachbar, oder den Kindern, Sorgen mit dem eigenen Betrieb oder mit den Finanzen.
Jeder Therapeut fordert, Stress zu vermeiden. Großartig – und in welchen Schrank sperre ich meinen Stress weg? Wie lerne ich mit Stress umzugehen, anstatt in ihm unterzugehen? Solange ich im Berufsleben noch einigermaßen mithalten kann, ist ein Arbeitstag mit erheblichen Schmerzen schlimm genug. Was mache ich,

wenn ich hinten und vorne nicht mehr mithalten kann?
Hier könnte eine spezielle Stressberatung helfen. Ein entsprechendes Programm wurde von der Universität Osnabrück entworfen. Sie finden diese Beratungsangebote unter der Internetseite www.bekaancoaching.de.

Darüber hinaus bieten manche Krankenkassen vorübergehende Maßnahmen an, wenn das normale Arbeitspensum für FMS-Patienten zeitweise zu viel ist (Wiedereingliederung). Mit solchen und ähnlichen Fragen können Sie sich z.B. an die „Unabhängige Patientenberatung Deutschland" wenden.

Es ist schon viel gewonnen, wenn Sie den Anspruch an sich selbst der Realität anpassen. Staub an den Fenstern kann auf den nächsten Regen warten... Selbst wenn es einen Tag mal gut geht, nutzen Sie ihn nicht, nur um die letzten zwei Wochen aufzuholen.

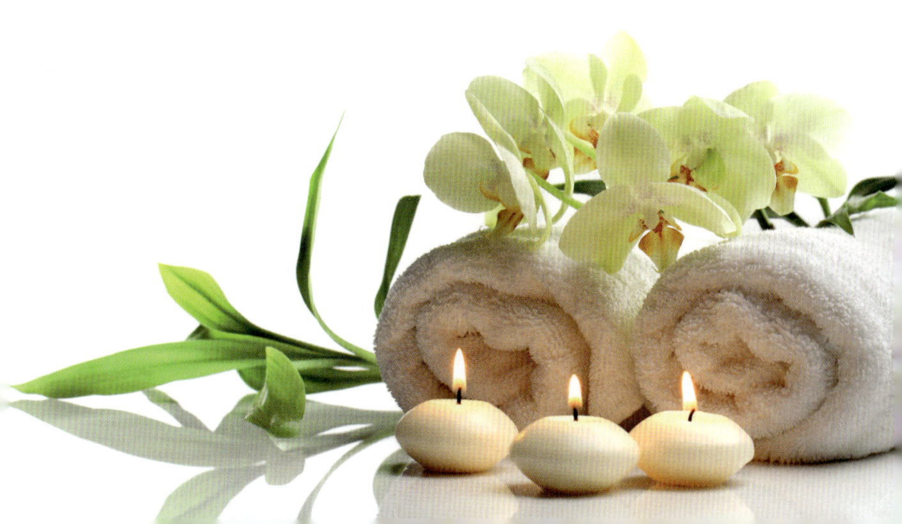

Feiern Sie ein Fest, wenn es Ihnen gelingt auch an guten Tagen zwischendurch zu ruhen. Sonntag sollte absoluter Ruhetag sein. Es gibt eine goldene Regel: alles in kleine Portionen einteilen.

Sinneswahrnehmung

Unsere Sinnesorgane liefern nicht nur Erfahrungen, sie berichten auch von anderen Dingen der Außenwelt. Wichtig ist der Genuss. Wieder langsam genießen lernen, z.B. in Ruhe essen, ist eine Methode, die Überreizung zu überwinden und die Schmerzen zu minimieren. Mit Recht betont Frau Grooten, Ausschau zu halten nach Dingen, die Freude bereiten. Für so vieles könnten wir dankbar sein. Schmerzen sind fürchterlich – keine Frage. Es ist nachvollziehbar, wenn man zeitweise die Freude am Leben verliert. Und doch gibt es vieles, was wir haben dürfen. Viele Menschen dieser Welt müssen auf Dinge verzichten, die wir genießen dürfen. Ist uns das bewusst? Wir können unserem Leben trotz

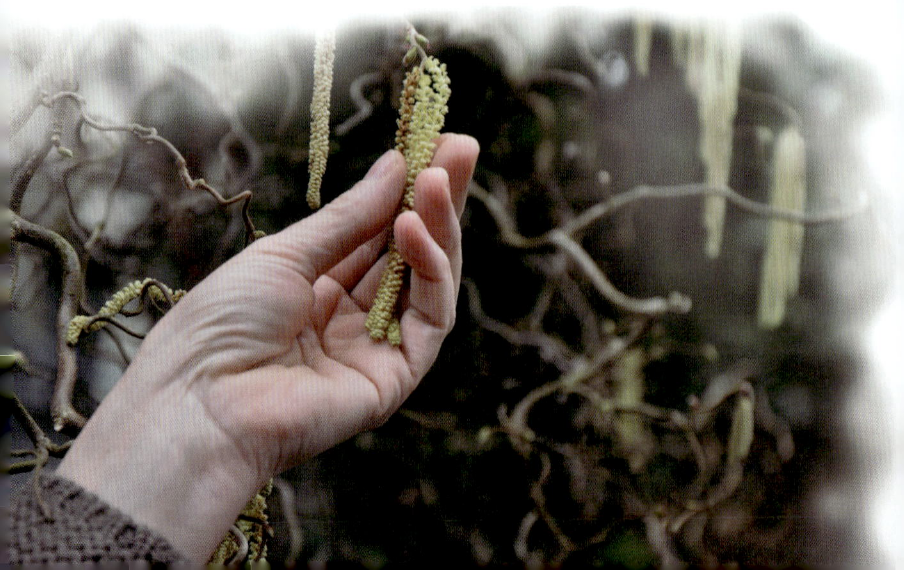

Schmerzen ein anderes Vorzeichen geben, wenn wir uns diejenigen Dinge nicht madig machen lassen, die ein Geschenk für uns sind. Was ist für Sie ein solches Geschenk? Wem und für was sind Sie dankbar? Folgende Bücher beschäftigen sich mit dem Thema und haben mich inspiriert:
„Ich fliege mit zerrissenen Flügeln" von Raphael Müller. Raphael wurde als behindertes, spastisches, autistisches und epileptisches Kind geboren, das sich kaum bewegen und nicht sprechen kann. Inzwischen ist er ein Teenager und besitzt eine unglaublich starke Persönlichkeit. Er weiß, was Schmerzen und Trostlosigkeit bedeuten. Er kann jedem Schwerkranken Mut machen wie kaum ein anderer. Hören Sie Ihm zu, Sie werden staunen!

Das andere Buch heißt „Mein Leben ohne Limit" von Nick Vujicic. Nick wurde ohne Arme und Beine geboren. Heute zählt er zu den bekanntesten Motivationsreferenten dieser Erde. Sie finden ihn in etlichen Youtube-Clips – und werden staunen wie er sein Leben meistert.

Hier noch ein Wort zu den Psychopharmaka bezüglich Sinneswahrnehmung. Eine der Eigenschaften dieser Medikamente ist ein eingeschränktes Fühlen und Wahrnehmen. Es sind zwar die trüben Gedanken gedämpft – aber leider auch die Fähigkeit sich zu freuen. Das kann schlimmer sein als die Depression selbst. Das sollte abgewogen werden, bevor man diese Mittel langfristig und dauerhaft einnimmt.

Vibrationstraining

Ein Training mit Kraftgeräten ist schwierig, da es hinterher oft zu Schmerzschüben kommt. Als effektiv hat sich jedoch ein Vibrationstraining erwiesen, das in der Lage ist, die Muskulatur zu lockern. Oft wird es als Sport für Unsportliche bezeichnet. Tatsächlich reicht das Anwendungsgebiet von Schwerkranken bis zu Hochsportlern.

> Versuchen Sie zu akzeptieren, dass die Krankheit derzeit noch stärker ist als Sie. Je verzweifelter Sie dagegen ankämpfen desto größer wird Ihre innere Anspannung und damit auch Ihre Beschwerden. Hören und achten sie auf Ihr Körpergefühl und arbeiten Sie mit ihren Körper, anstatt gegen ihn. Auf den Körper und seine Signale zu hören ist eine wichtige Voraussetzung für den Heilungsprozess.

Beim Vibrationstraining steht auf einer Art Wippe, die sich mit einer Frequenz zwischen fünf und dreißig Mal in der Sekunde auf und abwärts bewegt. Es ist nicht nötig, irgendetwas aktiv zu tun. Die Wippe wird über einen Elektromotor in Bewegung gesetzt. Obwohl das Vibrationstraining schon seit rund vierzig Jahren bekannt ist, gibt es erst seit kurzem umfassende Untersuchungen zu den möglichen Vorteilen für Sportler und Sportlerinnen. Das Konzept des Vibrationstrainings wurde ursprünglich von russischen Wissenschaftlern im Rahmen der Weltraumforschung entwickelt. Mit diesem Training sollten sich die Kosmonauten während der langen Zeit in der Schwerelosigkeit körperlich fit halten. Und tatsächlich hielt die damalige UdSSR mehrere Ausdauerrekorde. Für das Vibrationstraining sind spezielle Geräte erforderlich, die bei bestimmten Frequenzen schwingen (normalerweise zwischen 30 und 50 Hz). Am meisten verbreitet sind sogenannte 'Vibrationsplatten', auf denen der Sportler eine Vielzahl verschiedener Übungen im Stehen machen kann. Alternativ kann er die Hände auf die Platte legen und Übungen zur Stärkung des Oberkörpers, z.B. Trizeps Dips, machen. Durch Vibrationstraining werden fast 100% der Muskelfasern rekrutiert. Da auch Schmerzen oft im Zusammenhang mit Immobilität stehen, ist die Vibrationstherapie ein wertvoller Baustein, um die Muskulatur wieder zu aktivieren, Spannungen abzubauen und dadurch zum Schmerzabbau beizutragen. Auch hier ist es wichtig, auf sein Bauchgefühl zu hören und zu stoppen, wenn es zu viel wird.

Akupunktur bei FMS

Es gibt keine festgelegten Therapien der Traditionellen Chinesischen Medizin (TCM) für Fibromyalgie-Patienten. Für diese Krankheit (und viele andere auch) gibt es in China keinen Diagnosebegriff. Das heißt nicht, dass es dort keine Patienten mit Fibromyalgie gibt. Man sagt vielleicht „Die von Wind und Nässe schmerzgeplagte Frau". Man beobachtet dort anders und zieht andere Schlüsse – ohne dass ich das in irgendeiner Weise werten will. Wie auch bei anderen Erkrankungen gibt es in der Chinesischen Medizin Therapieansätze, die sich aus ähnlichen

Beschwerdebildern ableiten. Um chinesische Medizin wirklich zu verstehen, muss man sich in ihr völlig anderes Menschen- und Gottesbild hineindenken.

In der TCM gelten „Wind", „Kälte" und „Nässe" als Auslöser von Krankheiten. Diese Begriffe sind auch symbolisch zu verstehen. Entsprechend werden Energien im Körper stimuliert, um weniger anfällig für diese Kräfte zu sein.

Geschwächte Organe und Funktionskreise wie Lunge, Milz, Leber, Nieren und Herz müssen meistens mitbehandelt werden. Welches Organ die wichtigste Rolle bei der individuellen akuten Krankheit spielt, kann durch die 4 Untersuchungsweisen der TCM (Sehen–Zungeschauen, Hören/Riechen, Befragen und Pulstasten) herausgefunden werden. Danach wird die Vorgehensweise der Organstärkung festgelegt.

Die TCM geht davon aus, dass über sogenannte Meridiane ein Energiefluss den gesamten Körper durchströmt. Wird dieser Energiefluss blockiert, werden Organfunktion oder andere Funktionen gestört. Beispiel: Die gestaute Energie in der Leber muss wieder fließen, bevor ein chinesischer Arzt anfängt zu therapieren. Die Akupunktur soll dazu dienen, diese Energien wieder fließen zu lassen.

In der europäischen Akupunktur findet man dagegen durchaus auch symptombezogene Akupunkturtherapien. Was bei uns als Akupunktur bezeichnet wird, hat oft nicht mehr viel mit der

ursprünglichen, „Chinesischen Medizin“ zu tun. Akupunktur ist inzwischen in der europäischen Alternativmedizin weit verbreitet. Sie wird u.a. bei Schmerzen, Allergien und auch zur Raucherentwöhnung eingesetzt. Daraus abgeleitet hat sich die Akupressur, Fußreflexzonentherapie und so manch andere Therapieform. Im ersten Teil des Buches wurde bereits von den sogenannten Triggerpoints berichtet, die manches mit den bekannten Akupunkturpunkten gemeinsam haben.
An die Akupunkturnadeln lässt sich auch ein kleines, elektrisches Stimmulationsgerät anschließen. Die Betroffenen spüren dann ganz leichte Stromstöße an der Einstichstelle. Hier konnte in einer Studie ein positiver Effekt ermittelt werden.
Die Kosten für TCM-Behandlungen werden bisher von den gesetzlichen Krankenkassen nicht oder nur teilweise übernommen. Die privaten Kassen sind da manchmal großzügiger.

Es gibt begeisterte aber auch enttäuschende Berichte von Schmerzpatienten bezüglich der Akupunktur. Es wäre hier ratsam, auf Echos von Patienten mit Fibromyalgie zu hören, die bereits Erfahrung mit Akupunktur gemacht haben. Die meisten Akupunkteure verknüpfen dieses Angebot bei FMS-Patienten mit weiteren Therapieformen.

Quaddeln

Hier wird ein Betäubungsmittel knapp unter die Haut gespritzt. Viele Fachkräfte aus der Naturheilkunde wenden diese Behandlung gerade bei schmerzhaften Muskelverspannungen im

Nacken und Schulterbereich an. Dabei entstehen kleine rote Quaddeln auf der Haut. Es werden zwei bis fünf ml eines lokalen Betäubungsmittels wie z.B. Meaverin oder Procain verwendet. Manchmal bringt das sofortige Schmerzlinderung – leider nur kurzfristig. Daher musste Frau Grooten mehrfach in der Woche zu ihrer Hausärztin zur Quaddelkur. Dass die Behandlung selbst über die Schmerzgrenze gehen kann, wie bei Frau Grooten, ist beim Quaddeln zu bedenken.

Entgiften

Die meisten Therapeuten kennen die Notwendigkeit einer behutsamen Entgiftung oder Entschlackung. Dazu stehen ganz verschiedene Therapieformen zur Verfügung, die Therapeuten individuell kombinieren können. Fragen Sie Ihre begleitende Fachkraft nach empfehlenswerten Entgiftungsmethoden.

Folgende Maßnahmen unterstützen die Entgiftung:

- Alle Ausscheidungsfunktionen über Darm, Niere, Atmung und Haut durch geregelten Stuhlgang, reichliches Trinken und Wasserlassen sowie tiefe Atmung, Bewegung, Bäder und Schwitzen helfen bei der Entgiftung. Immer frisches Wasser, nicht aus Plastikflaschen, verwenden.
- Bei Medikamenteneinnahme besonders viel trinken. Die Giftstoffe werden mit viel Flüssigkeit besser ausgeschieden.
- Bei Frauen: Eine regelmäßige, ausgewogene Menstruation ist für die Entgiftung wichtig.

- Keine Fertignahrung, keine Konserven
- Auf schadstoffarme Wohnung und Kleidung achten (keine Kunstfasern)
- Konsumgifte wie Nikotin vermeiden
- Basenkuren über Heilkräuter und Bäder
- Kein Fluor/Fluorid in Zahnpasta, für Zahnpflege oder Knochenaufbau verwenden
- Möglichst wenig Lacke, Kleberdämpfe, Reiniger, Weichspüler und Festiger einsetzen
- Wenig Parfum auf die Haut auftragen (Deo, Duschgels, Rasierwasser)
- Amalgam und andere Quecksilberquellen vermeiden
- Überprüfung des Rohrsystems im Haus (Gefahr der Legionellen vermeiden sowie die Gefahr durch Bleirohre)
- Behutsame Anwendung von Chlordioxid Lösung (nicht zu verwechseln mit Chlor) und DMSO

Nahrungsergänzungen

Als Ergänzung zu unserer täglichen Ernährung ist das Angebot für Nahrungsergänzungsmittel groß. Die oft zitierte Begründung lautet: Unsere Agrarprodukte enthalten nur noch einen Bruchteil ihrer ursprünglichen Inhaltsstoffe. Bei einer überdüngten und einseitigen Agrarwirtschaft ist das sicher der Fall. In Ihrem Garten oder auf dem Balkon haben Sie die Möglichkeit mit Kompost Gemüse anzubauen. Je mehr wir auf Fertignahrung oder Imbissbuden zurückgreifen, umso wahrscheinlicher brauchen Sie tatsächlich eine zusätzliche Nahrungsunterstützung. Ich spare mir jetzt lange Erörterungen über eine gesunde Ernährung. Die meisten Frauen wissen, wo und wann sie mit der Ernährung „lumpen" und trotzdem fallen uns jede Menge andere Menschen ein, die noch viel schlimmer dran sind... Schauen wir uns die wichtigsten Bausteine des Lebens an, an die man als chronischer Patient höchstwahrscheinlich am wenigsten denkt:

Vitamine

Vita kommt aus der lateinischen Sprache und bedeutet Leben. Vitamine sind Substanzen, die der menschliche Körper für lebenswichtige Aufgaben benötigt. Vitamine kann der menschliche Körper nur teilweise selbst herstellen. Sie werden zusätzlich mit der Ernährung aufgenommen – oder wenigstens Vorstufen davon. Darüber hinaus scheinen viele Vitamine mit dem Hormonsystem in Verbindung zu stehen.

Ein Vitaminmangel wirkt sich unmittelbar auf bestimmte Hormone oder Hormondrüsen aus. B-Vitamine scheinen bei den Geschlechtshormonen und insbesondere beim Progesteron sowie den Schilddrüsenhormonen eine Rolle zu spielen – oder umgekehrt? Nachweisbar zeigt sich in vielen Fällen die Wirkung von Vitamin D speziell auf die beiden Estrogenarten Estradiol und Estriol. Es ist faszinierend wie kunstvoll Organe, Drüsen, Verdauung und Nährstoffe zusammenwirken, um viele bewusste und unbewusste Körperfunktionen zu ermöglichen. Die Vitamine gehören zu unseren heimlichen Lebenshelfern. Nur wenn Mängel rechtzeitig aufgedeckt werden, können schwere Krankheiten

vermieden werden. Ein Vitaminmangel kann extreme Folgen haben. Außer den Vitaminen gibt es noch andere Nährstoffe, die in unserer Ernährung enthalten sein sollten. Als Sammelbegriff wird gerne das Wort Vitalstoffe verwendet.
Wenn man ausreichend und abwechslungsreich verschiedene Sprossen, Salate, Obst und Gemüse zu sich nimmt, braucht man sich kaum Gedanken über Nährstoffmangel machen.
Es gibt jedoch Menschen bei denen fast immer ein mehrfacher Vitalstoffmangel vorliegt:

- FMS-Patienten oder Patienten mit chronischen Krankheiten
- Menschen mit großem Schmerzmittelbedarf
- Raucher
- Menschen die lange Antibiotika nehmen mussten
- Menschen mit hohem Alkoholkonsum
- Magen-Darmpatienten
- Schwangere
- Menschen (auch Kinder) mit zu einseitiger, zuckerreicher und ungesunder Ernährung
- Menschen mit Essstörungen
- Häufig ist bei Senioren ein Vitaminmangel zu beobachten

Eine Messung der Vitalstoffe ist über ein Blutbild festzustellen.
Im Internet kann man viele Informationen abrufen, für welchen Bereich einzelne Nährstoffe wichtig sind. Im folgenden Kapitel haben wir Ihnen nur das Wesentliche zusammengefasst um eventuelle Mängel besser erkennen zu können.

Vitamin B-Komplex

Die Vitamin B-Gruppe ist eine Großfamilie, die gerne als Nervennahrung bezeichnet wird. Da ist es nachvollziehbar, dass bei Patienten mit Fibromyalgie und fürchterlichen Schmerzschüben der Bedarf an Vitamin B steigt. Schmerzen werden über unsere Nerven spürbar. Ein Mangel an Vitamin B kann die Schmerzempfindlichkeit erheblich verstärken. Deshalb besteht bei Schmerzzuständen und jeder Art Schmerzmedikation ein erhöhter Bedarf an Vitamin B-Komplex. Gerne werden dazu B1, B6 und B12 verordnet. Nimmt man jedoch beispielsweise nur Vitamin B 12 in hoher Dosierung ein, werden alle anderen B-Vitamine vermehrt für die Aufnahme und Bearbeitung der Vitamin B 12-Substitution benötigt. Die Folge wäre, dass B1, B6 usw. für die eigentlichen Aufgaben der Nährstoffversorgung nicht ausreichen. Das macht sich mit einem geschwächten „Nervenkostüm" bemerkbar.
Schaut man sich die Aufgaben und Wirkungen einzelner B-Vitamine an, werden Schmerzpatienten sehr schnell verstehen, warum auf ausreichende B-Vitamine geachtet werden sollte.

Das Stimmungsvitamin Vitamin B1

Der lateinische Name lautet Thiamin. Es wurde vor etwa 100 Jahren als erstes Vitamin entdeckt. Das wasserlösliche Vitamin B1 ist insbesondere für die Funktion des Nervensystems unentbehrlich. In manchen Beschreibungen wird es auch als Stimmungsvitamin bezeichnet. Es spielt eine Rolle bei der Reizleitung im Nervensystem, den Stoffwechsel der Neurotransmitter und den zellulären

Energiestoffwechsel. Ein Mangel an Vitamin B1 führt u.a. zu neurologischen Störungen, Herzschwäche und Muskelabbau. Nicht ganz eindeutig ist geklärt, welche Bedeutung es bei Gedächtnisstörungen hat.
Vitamin B1 kommt sowohl in tierischen als auch in pflanzlichen Lebensmitteln vor. Reichliche Quellen sind Schweinefleisch und Vollkorn. Da es sich bei Vitamin B1 um ein wasserlösliches Vitamin handelt und nur in kleinen Mengen vom Körper gespeichert werden kann, muss Vitamin B1 mit der Ernährung, und zwar regelmäßig, aufgenommen werden. Nur dann ist eine ausreichende Versorgung gesichert.

Enthalten ist Vitamin B1 vor allem in:
Hülsenfrüchten, Bierhefe, Weizenkeimen, Sonnenblumenkernen, Erbsen, Vollkornprodukten, Schweinefleisch und Leber. Die empfohlene Tagesmenge beträgt etwa 1,3 bis 1,6 Milligramm. Die empfohlene Tageszufuhr von Vitamin B1 ist beispielsweise in 150g Schweinefilet, 75g Weizenkeimen oder 300g Vollkornreis enthalten.

Pflanzliche B1-Vitaminquellen sind außerdem Löwenzahn, Luzerne (Alfalfa-Sprossen), Rotklee, Bockshornklee, Weinblätter, Petersilie, Himbeerblätter, Algen, Katzenminze und Brunnenkresse.

Zucker steigert den Bedarf an Vitamin B1, weil bei der Verwertung von Zucker u.a. Vitamin B1 gebraucht wird und damit Reserven im Körper abgebaut werden. Daher spricht man ja beim Zucker nicht nur von der leeren Kalorie sondern auch vom Nährstoffräuber. Was für die Zuckerverarbeitung verbraucht wird, steht dem Körper in diesem Fall für die Nerven nicht mehr zur Verfügung.

Vitamin B2: Das Multitalent im Stoffwechsel

Vitamin B2 heißt bei Pharmakologen Riboflavin oder Lactoflavin und hat im Eiweiß- und Energiestoffwechsel besondere Aufgaben. Es gehört zu den wasserlöslichen Vitaminen. Wandelt der Körper Traubenzucker (Glukose) oder Fettsäuren in Energie um, benötigt er dafür unter anderem Vitamin B2. Da es auch für die Augenlinse wichtig ist, wird es manchmal bei Therapien für Sehstörungen erwähnt. Möglicherweise begünstigt Vitamin-B2-Mangel den grauen Star. Auch wer an einer chronischen Magen- oder Darmkrankheit leidet (wie Morbus Crohn), sich strikt vegan ernährt oder zu viel Alkohol konsumiert, sollte seinen Vitamin B2-Haushalt im Auge behalten.

Typische Symptome eines Mangels an Vitamin B2 sind:
Risse an den Mundwinkeln, Entzündungen der Mundschleimhaut, generelle Hautentzündungen oder empfindliche Hautstellen.

Reich an Vitamin B2 sind:
Milch und Milchprodukte, Fleisch, Fisch, Innereien fast aller Tiere, Gemüsesorten wie Brokkoli, Spinat, Grünkohl, Avocado, Trockenhefe, getrocknete Pfifferlinge/Steinpilze, Weizenkeime/Weizenkleie.

Vitamin B3: Für Haut, Nerven und Stoffwechsel

Es wird auch Vitamin P (nicht zu verwechseln mit der Substanz P) oder Niacin genannt. Es ist vor allem in Fleisch und Innereien enthalten. Ein Vitamin B3-Mangel ist in Deutschland selten. Umso bekannter ist der Mangel an Vitamin B3 in Ländern mit einer sehr einseitigen Ernährung, wenn z.B. Mais- oder Hirseprodukte deutlich überwiegen.

Typische Symptome eines Mangels sind Entzündungen der Haut, Durchfall, Vergesslichkeit, Demenz, Appetitlosigkeit und allgemeine Schwäche.

Natürliche Lieferanten von Vitamin B3 sind:
Rinder- oder Schweineleber, Geflügel, Wild, Fisch, Pilze, Milchprodukte, Kaffee, Vollkornprodukte, Erdnüsse, Weizenkleie, Datteln, Champignons, Bierhefe, getrocknete Aprikosen, Hülsenfrüchte, Gemüse und Obst.

Pflanzen enthalten generell einen geringeren Anteil an Vitamin B3. Der Darm kann es aus Pflanzenstoffen schlechter aufnehmen als aus tierischen Produkten.

Vitamin B5 - Pantothensäure

Vitamin B5 wird auch Pantothensäure genannt. Es spielt eine äußerst wichtige Rolle im Kohlenhydrat-, Fett- und Eiweißstoffwechsel unseres Körpers. Der Name Pantothensäure kommt aus dem Griechischen und bedeutet soviel, wie „überall". Tatsächlich ist Vitamin B5 eines der wichtigsten Vitamine, welches im Körper zahlreiche Funktionen erfüllt. In beinahe jedem Nahrungsmittel ist Pantothensäure enthalten. Deshalb ist in den Industrieländern kaum ein Mangel zu beobachten. Vitamin B5 fördert die Wundheilung und stärkt das Immunsystem. Mit einer ausgewogenen Ernährung können wir unseren täglichen Bedarf an Vitamin B5 decken. Das Vitamin ist wasserlöslich und sehr hitzeempfindlich. Lebensmittel wie Gemüse, sollten deshalb nicht zu lange gekocht werden, um den Vitamingehalt möglichst hoch zu halten.

Typische Symptome eines Mangel an Vitamin B5 sind:
Empfindungsstörungen, Brennen an den Füßen (Burning-Feet-Syndrom).

Nahrungsmittel die besonders reich an Vitamin B5 sind:
(Getrocknete) Steinpilze oder Champignons, Innereien, Erdnüsse, Eier, Nüsse, Pinienkerne, Johannisbeeren, Milch, Austern und Bierhefe.

Besonderheiten bei Vitamin B6

Vitamin B6 ist eine Sammelbezeichnung für Pyridoxamin, Pyridoxin und Pyridoxal. Weil in fast allen Nahrungsmitteln Vitamin B6 vorkommt, sind Mangelerscheinungen selten. Wenn doch, dann tritt es meistens gemeinsam mit einem Mangel eines anderen wasserlöslichen Vitamins auf.

Ein Mangel an Vitamin B6 führt oft zu:
Appetitverlust, Durchfall, Erbrechen, Entzündungen an Lippe und Zunge, Blutarmut, Wachstumsstörungen, Histaminintoleranz, Angstzustände, Krämpfe oder Überproduktion der Talgdrüsen um Augen, Nase und Mund.

Vitamin B6 ist enthalten in:
Milchprodukten, Leber, Geflügel, Schweinefleisch, Fisch, Kohl, grünen Bohnen, Linsen, Feldsalat, Kartoffeln, Vollkorngetreide, Vollkornprodukten, Weizenkeimen, Nüsse, Hefe, Weißbier, Avocado und Bananen.

Biotin - Vitamin B7

Biotin oder Vitamin B7 wurde ursprünglich als Vitamin-H bezeichnet, da man es in seiner Bedeutung für Haut und Haare erkannte. Weil jede Frau schön(er) werden will, sind Biotinkapseln und Biotintabletten häufig gekaufte Produkte. Biotin ist ebenso wasserlöslich. Es spielt eine wichtige Rolle im Zellkern, für den Fettstoffwechsel und für das Verarbeiten von Kohlenhydraten und Proteinen. Auch die Regulierung des Blutzuckerspiegels braucht u.a. Vitamin B7. Der Körper nimmt Biotin meist ausreichend über Lebensmittel auf. Daher leiden gesunde Menschen, die sich ausgewogen ernähren, äußerst selten an einem Mangel.

Symptome bei Biotinmangel sind:
Appetitlosigkeit, Hautveränderungen, extreme Müdigkeit oder unerklärliche Erschöpfung, Muskelschmerzen, Überempfind-

lichkeit, Übelkeit, Haarausfall, brüchige Nägel, unnatürlich hohe Spiegel von Fettsäuren, Blutarmut, graublasse Hautfarbe oder erhöhte Anfälligkeit für Infektionen.

Vitamin B7 wird aufgenommen über:
Leber, Nieren, Eigelb, Hefe, Nüsse, Haferflocken, Spinat und ungeschälten Reis.

Besonderheiten bei Vitamin B9 bzw. B11 - Folsäure

Vitamin B9 wird auch als Vitamin B11, Vitamin M oder Folsäure (Folat) bezeichnet. Wir speichern im Körper maximal 12 bis 15 mg Folsäure. Davon kann man drei bis vier Monate leben. Folsäure nehmen wir mit Obst, Gemüse oder Vollkornbrot auf.
Folsäuremangel ist oft eine Folge von erhöhtem Alkoholkonsum, Erkrankungen des Dünndarms oder der Leber. Nach Verabreichung größerer Mengen Folsäure werden diese zum Großteil unverändert über den Urin ausgeschieden. Auch hier gilt: Zuviel ist genauso verkehrt wie zu wenig. Ein höherer Bedarf an Folsäure besteht bei der Nutzung hormoneller Empfängnisverhütung, in der Schwangerschaft oder nach intensiven Sonnenbädern. Bei hellhäutigen Menschen ist der Effekt besonders stark. Im Körper spielt Folsäure bei Wachstumsprozessen und der Zellteilung eine Rolle. Da die blutbildenden Zellen im Knochenmark sich sehr häufig teilen, ist eine ausreichende Versorgung mit dem Vitamin B9 / B11 wichtig für die Blutbildung. Folsäuremangel wird begünstigt durch eine einseitige Ernährung, Alkoholmissbrauch, Krebstherapien oder Epilepsie.

Folsäuremangel führt häufig zu:
Blutarmut, Schleimhautbeschwerden und Fehlentwicklungen beim ungeborenen Kind.

Weitere Folsäurelieferanten sind:
Grünes Blattgemüse, Spinat („Folium" = Blatt), Spargel, Kohl, Sojabohnen, Erbsen, Weizenprodukte und Vollkornbrot, Eigelb und Leber. (Synthetische Folsäure wird Kochsalz oder Vitaminsäften beigemischt.)

Vitamin B12 - essentiell für die Zellteilung

Vitamin B12 oder auch Cobalamin ist wichtig für die Zellteilung und vor allem für die Blutbildung. Es ist ebenso ein unentbehrliches Vitamin für unser Nervensystem. Vitamin B12 wird ausschließlich von Mikroorganismen hergestellt, die entweder im Darm oder auf der Oberfläche unserer Nahrung vorkommen. Die Leber kann für mehrere Monate einen Vorrat an Vitamin B12 speichern.

Typische Symptome eines Mangels an Vitamin B12 sind:
Kribbeln oder Kältegefühl in Händen und Füßen, Nervenschäden, Erschöpfung, Schwächegefühl, gestörte Zellbildung im Knochenmark und Konzentrationsprobleme.

Ein Mangel an Vitamin B12 lässt die Nerven in diesem Fall noch sensibler auf Reize reagieren. Es ist daher äußerst sinnvoll, einem Mangel an Vitamin B12 entgegen zu wirken.

Vitamin B12 ist enthalten in:
Nahrungsmitteln tierischer Herkunft, besonders in Leber, Fleisch, Eiern, Milch und Algen.

Vitamin D

Im heutigen Naturheilkundebereich ist Vitamin D in den Vordergrund gerückt. Es wird teilweise in sehr hoher Dosierung (20 000 i.E.) verabreicht. Man geht davon aus, dass es als Vorstufenhormon auf viele Körperfunktionen einen günstigen Einfluss hat, insbesondere auf das Immunsystem. Es beugt Herzkreislauferkrankungen vor. Ein Mangel an Vitamin D erhöht das Krankheitsrisiko erheblich - vor allem im Winter, wenn die Sonne in den nördlichen Regionen der Erde viel zu tief steht, um für die erforderliche UV-Strahlung zu sorgen. Genau auf diese UV-Strahlung ist der Körper angewiesen, denn Vitamin D wird zu rund 90% in der Haut gebildet – jedoch nur unter dem Einfluss der Sonne.
Vitamin D ist ein Sammelbegriff, der mehrere Verbindungen umfasst. Für uns Menschen sind nach bisherigen Erkenntnissen zwei Arten des Vitamin D bedeutsam: Vitamin D2, das in Pflanzen und Pilzen vorkommt und Vitamin D3, das nur in tierischen Lebensmitteln enthalten ist.

Im Körper ist Vitamin D in erster Linie an der Regulierung des Calciums- und Phosphathaushaltes beteiligt. Es sorgt für die Aufnahme von Calcium aus der Ernährung. Das ist wichtig für die Calciumversorgung im Blut und in den Knochen. So wird sichergestellt, dass Calcium für lebenswichtige Stoffwechselfunktionen wie die Reizweiterleitung der Nervenzellen oder die Arbeit der Muskulatur zur Verfügung steht.

In der Nahrung kommt Vitamin D in folgenden Produkten vor: Lebertran, Fischöl, Krillöl, fettreiche Fischarten wie z.B. Hering, Sardinen oder Lachs, in Milchprodukten, Eiern und Shiitakepilzen.

Vitamin D sollte bei einer Einnahme nicht zu hoch dosiert werden. Vitamin D ist gleichzeitig eine hormonähnliche Substanz. Seine Hormonvorstufenfunktion sorgt bei Überdosierung oftmals für astronomische Messwerte im Estradiol- und Estriolbereich (nur im Speichelhormontest sichtbar). Allerdings sehen wir diesen Effekt nicht bei jedem Menschen. Unser Verdacht geht dahin, dass eine gestörte Schleimhaut der Darminnenwand Wirkstoffe von innerlich eingenommenen Medikamenten (und Nahrungsmitteln) nur bruchstückhaft aufnimmt. Wenn bei Patienten trotz hoher Dosierung an Vitamin D die Vitamin D-Messwerte nur zögerlich steigen (oder nicht einmal das), dann könnten entweder eine beeinträchtigte Darmschleimhaut oder eine Leberschwäche (oder beides) mögliche Ursachen sein. Auch ein Enzymmangel wäre als weitere Ursache denkbar. Das Thema Darmfunktion ist es wert, genauer angesehen zu werden – besonders bei Patienten mit Fibromyalgie. Darauf werde ich später noch eingehen.

Vitamin C

Seine Wirkung auf die Immunabwehr dürfte einem Großteil der Bevölkerung bekannt sein. Wenn man die Haare verliert, erinnert man sich vielleicht an die Beobachtung bei Seefahrern, die nach langer Zeit ohne Frischkost die Krankheit Skorbut bekamen, die weitgehend mit Vitamin C-Mangel in Verbindung gebracht wird. Neben dem Ausfallen der Haare, gehören bei einem Mangel auch Zahnfleischbluten und darauffolgender Zahnausfall, Infektanfälligkeit, Erschöpfung, schlechte Wundheilung, Hautprobleme, Muskelschwund, Knochenschmerzen bis zur Bewegungseinschränkung, Gelenkentzündungen, Schwindel und andere Beschwerden dazu. Das klingt nicht gerade gut und sollte uns ermutigen, die unten aufgeführte Liste genauer anzusehen. In sehr vielen Nahrungsmitteln ist Vitamin C enthalten. Wer sich nur von Spaghetti, Pizza, Süßigkeiten und Softdrinks ernährt, riskiert einen Vitamin C-Mangel zu bekommen.

Aber es gibt noch mehr Zusammenhänge:

Weniger bekannt ist der Einfluss von Vitamin C auf die Geschlechts- und Stresshormone. Es wird auch für den Aufbau von Aminosäuren und L-Thyroxin gebraucht. Die Hormonumwandlung von Dopamin zu Noradrenalin funktioniert nicht ohne Vitamin C – genauso wenig wie die Umwandlung von Cholesterol zu Serotonin oder die Carnitinsynthese (wichtig für die Fettverbrennung und Muskulaturversorgung). Wir benötigen Vitamin C auch für den Dünndarm, damit er Eisen aufnehmen kann.

Über die Frage, wie viel Vitamin C wir täglich aufnehmen sollten, wird sehr kontrovers diskutiert. Empfohlen wird für Erwachsene in der Regel 100mg pro Tag. Theoretisch könnten wir Ascorbinsäurepulver oder Granulat (in Kapseln oder lose) in Apotheken, Lebensmittelgeschäften oder Drogerieketten kaufen. Noch besser sind frische Quellen in Frischsäften, Gemüse, Obst oder Sprossen.

In je 100 g ungekochter Substanz ist soviel Vitamin C enthalten:

- Acerolakirsche 1300–1700 mg
- Hagebutte 1250 mg
- Guave 300 mg
- Sanddornbeeren 200–800 mg
- Schwarze Johannisbeeren 177 mg
- Brokkoli 115 mg
- Grünkohl 105–150 mg
- Paprika 100 mg
- Zitrone 53 mg
- Erdbeeren 50–80 mg
- Weißkohl 45 mg
- Ananas 20 mg
- Apfel 12 mg (100g entsprechen circa einen halben Apfel)
- In 1/2 Tasse Luzernsprossen ist der Vitamin C Gehalt von 6 Tassen Orangensaft

Mineralien, Spurenelemente, Enzyme

Natürlich spielen Mineralien und Spurenelemente eine zusätzliche wichtige Rolle. Dazu gehören Magnesium, Kalium, Eisen, Calcium und Schwefel. Bei einer ausgewogenen Ernährung und einer guten Darmaufnahme liefern wir dem Körper diese wichtigen Lebensbausteine in ausreichendem Maß. Je kränker wir sind, umso mehr dürfte die Versorgung hinter den erforderlichen Mengen hinterher hinken. Da ist es hilfreich, in einer Blutanalyse abzufragen, in welchen Bereichen eine Unterversorgung vorliegt.

Über Sprossen, Frischkräuter und Frischsäfte schmuggeln Sie noch weitere Lebensbausteine ein: Die Enzyme. Ein Enzym ist ein Biokatalysator, der eine biochemische Reaktion bewirkt und beschleunigt. Ohne Enzyme können wir nicht leben, denn weder unser Hormonsystem noch unsere komplette Verdauung wären funktionsfähig. Das ist Grund genug, sich mit dieser Wunderwelt der kleinen Helfer zu beschäftigen. Chemieexperten sind bei diesem Thema in ihrem Element. Wenn Sie wissen, dass in allen nicht erhitzten Ernährungsmitteln unzählige Enzyme enthalten sind, dann essen Sie vielleicht Ihre Frischkost mit noch mehr Überzeugung. Wenn Sie sich auch Zeit nehmen zum Essen und genüsslich kauen, dann wird der Nahrungsbrei zusätzlich mit reichlich Verdauungsenzymen im Speichel „geimpft". Nachdem Fibromyalgie-Patienten oft Magen- und Darmprobleme haben, wäre es besonders wichtig, auf diese schonende Vorverdauungsarbeit der Speichelenzyme zu achten.

…Und damit wären wir beim Thema Darm!

Der Darm

Die Verdauungsprobleme sind eine bekannte Thematik bei FMS-Patienten – aus mehreren Gründen. Wenn Sie an FMS leiden, machen Sie sich einmal bewusst, wie viele und wie lange Sie Medikamente in Anspruch nahmen und nehmen. Viele dieser Kapseln und Pillen greifen die Magen- und Darmschleimhaut so stark an, dass sie krankhaft durchlässig wird oder sich entzündet. Antibiotika und Schmerzmittel können das besonders gut.

> Der Darm trainiert zwei Drittel des Immunsystems. Neben dem Gehirn hat er das größte Nervensystem im Körper. Verschiedene wissenschaftliche Studien haben in den letzten Jahren sogar bestätigt, dass unser Darm direkt mit unserem Gefühlszentrum im Gehirn in Kontakt steht.

Unser Darm ist ein verborgener, stiller Diener, der hin und wieder eine Ermutigung und Hilfe braucht – manchmal sogar eine ausführliche Kur. Wir machen es ihm und seiner Arbeit unnötig schwer, wenn wir neben einem unregelmäßigen Lebensstil und schwerem Essen auch noch starke Medikamente einnehmen. Er meldet sich durch unbequeme Symptome. Die dafür typischen Signale sind schmerzhafte Blähungen, Verstopfung, Durchfall, Sodbrennen und Nahrungsunverträglichkeiten. Es lohnt sich, den Darminhalt von einem dafür spezialisierten Labor untersuchen zu lassen. Das Ergebnis der Stuhluntersuchung zeigt den Fahrplan für therapeutische Konsequenzen. Das können Einläufe mit speziellen Kräuteressenzen sein oder eine Regulierung der Darmflora. In vielen Fällen könnte eine gezielte Nahrungsumstellung für eine gewisse Zeit sinnvoll sein. Dazu gehören auch die vielen Mikronährstoffe und Enzyme, die bei so vielen Menschen nicht in ausreichender Weise zur Verfügung stehen. Fachkräfte nennen das eine „Darmsanierung".

Nur ein gesunder Darm ist in der Lage, die Ausscheidung von Giften und Belastungen zu meistern. Ist diese wichtige Funktion eingeschränkt, dann wird der Körper, vor allem die Leber, mit zu vielen Schadstoffen überschwemmt. Das raubt uns Lebenskraft und hat oft eine übersteigerte Unverträglichkeit zur Folge. Der Körper reagiert immer heftiger auf alles, was auf ihn einströmt –

ABBILD EINER DÜNNDARMZOTTE

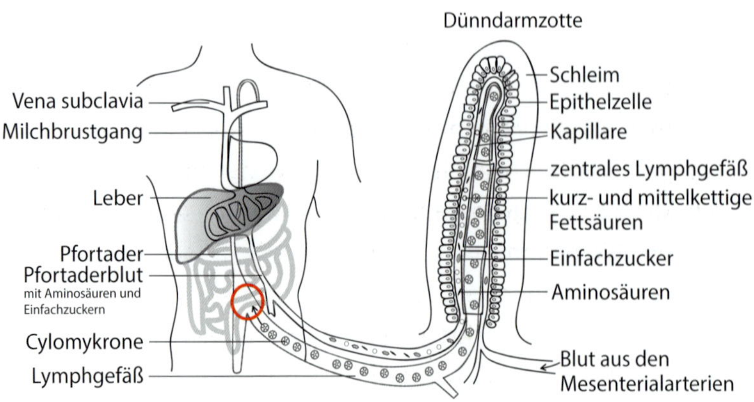

innerlich und äußerlich. Ist die Darmwand entzündet oder beeinträchtigt, dann werden immer weniger Mikronährstoffe aufgenommen, die unser Körper als wichtige Bausteine bräuchte, um normal funktionieren zu können. Wird der Darm therapiert und die fehlenden essentiellen Nährstoffe für einige Wochen ersetzt, kommt man der Heilung oder Linderung mancher chronischen Krankheit vielleicht näher. Welche Unterstützungsprogramme im Einzelfall sinnvoll sind, sollte mit einem Arzt oder Heilpraktiker besprochen werden.

Was passiert bei einer gestörten Darmfunktion?

Die Auswirkungen einer Dysbakterie beschränken sich jedoch nicht „nur" auf den Darmbereich. Selbstverständlich hat eine veränderte Mikroflora auch gravierende Auswirkungen auf andere Bereiche des Körpers. Hauterkrankungen jeder Art, Pilzinfektionen, Allergien, Diabetes sind nur einige der möglichen Krankheiten, denen gestörte Mikroflora im Darm zugrunde liegt.

Bei einer gestörten Darmfunktion passiert folgendes: Die lebenswichtigen Nährstoffe unserer Ernährung werden nur eingeschränkt aufgenommen. Das bedeutet dass selbst nach eine üppigen Mahlzeit die Nährstoffversorgung nicht ausreichend sein kann. Eine Regel besagt: Eine optimale Verdauung soll einen gleichmäßig geformten Stuhl erzeugen. Dieser sollte außerdem nicht stinken. Ganz so einfach ist es jedoch nicht. Aber wenn man von seinen eigens produzierten Geruch unangenehm überrascht wird, sollte man am nächsten Tag etwas anderes essen.

Bei einer gestörten Darmfunktion erreichen auch Medikamentenwirkstoffe durch Medikamente wie z.B. Schmerzmittel nur eingeschränkt den Einsatzort in verschiedenen Körperregionen. Typische Folgen sind eine höhere Dosierung und somit eine gesteigerte Belastung. Schädliche Darmbakterien, giftige Darmgase (Ammoniak) oder Giftstoffe werden nicht ausreichend abgewehrt und ausgeschieden, sondern gelangen durch eine löchrige Darmwand in die Blutbahn. Diese führt das Blut zur Leber und danach in den großen Blutkreislauf. Innerhalb weniger Minuten sind diese Giftstoffe oder Bakterien im Körper verteilt. Die typischen Folgen sind Infektanfälligkeit, Entzündungs- und Allergiebereitschaft. Weil hier eine generelle Gefahr für den Körper vorliegt, ist der Darm beim gesunden Menschen mit zusätzlichen „Immunwaffen" ausgerüstet, um verdächtige Eindringlinge rechtzeitig zu erkennen und zu überwältigen. Daher werden diese speziellen Substanzen direkt im Darm gebildet, um unsere Immunabwehr auszurüsten. Ein schwacher oder kranker Darm ist aber nur eingeschränkt in der Lage, diese Substanzen für die Immunabwehr zu bilden. Somit steigt die Gefahr einer Infektion, Vergiftung oder Erkrankung. Ein kranker Darm reagiert mit heftigen Verdauungsstörungen wie Blähungen, Durchfall, Verstopfung, Polypen, Hämorrhoiden etc.
Diese Aufzählung ist nur die sichtbare Spitze des Eisberges. Verstehen Sie nun, warum Patienten mit Fibromyalgie besonders „nett" zu ihrem Darm sein sollten?

Ob Sie es glauben oder nicht, unser seelisches Gleichgewicht hat sehr viel mit dem Leben im Darm zu tun. Hier werden wichtige

Hormone gebildet (z.B. Serotonin, Schilddrüsenhormon T3 usw.) die für die Psyche eine wichtige Rolle spielen.

Wenn wir unseren gesamten Verdauungstrakt schonen wollen, müssen wir uns auf Hilfen besinnen, die den Darm und seine vielen Funktionen möglichst stärken und nicht zusätzlich schwächen. Umso wichtiger sind deshalb eine ausgewogene, regelmäßige Ernährung. Das Abklären von Nahrungsunverträglichkeiten kann ein wichtiger Schritt sein, um den Verdauungsweg nicht zusätzlich zu reizen. Mit „gesunder Ernähung" ist keineswegs morgens, mittags und abends Müsli mit viel Obst gemeint. Genau diese Nahrungsmittel können, im Übermaß, den empfindlichen Darm krank machen.

Hilfen für den Darm

Es werden verschiedene Darmkuren angeboten. Das können spezielle Diätprogramme oder Bakterien- und Enzympräparate sein, die der Regeneration eines gestörten Darmmilieus dienen. Einläufe unterschiedlichster Zusammensetzung gehören genauso dazu, wie eine Mahlzeit in Ruhe und Dankbarkeit zu genießen. Bekannt ist in diesem Bereich die Arbeit der Mayr-Ärzte, die das „Schmauen" (ausführliches Kauen) betonen. Ich stimme ihrer Anleitung zum genüsslichen Kauen sehr zu. Je schneller wir essen – vielleicht bei der Arbeit nebenher – umso mehr müssen Magen und Darm kämpfen.

Meine Favoriten für die Magen- und Darmregeneration:

- Mixgetränke aus Buttermilch / Joghurt mit frischen Kräutern aus dem Garten
- Artemisia annua Tee (eine besonders bittere Wermutart)
- Beinwelltee und Beinwellsuppe mit Kräutern aus dem Kräuterbeet
- Flohsamen, eingerührt in Joghurt oder Kräuterquark
- Leinsamen, frisch gepresstes Leinöl (Leinöl darf ab Pressung nicht älter als 2 bis 3 Monate sein) oder Leinölquark
- Wasserreiniger (Chlordioxid-Lösung / CDL) verwenden – nicht nur im Ausland
- Smoothies
- In entspannter Atmosphäre am Tisch sitzend essen
- Das Hormon Estriol und die Schilddrüse überprüfen lassen und gegebenenfalls einen Mangel ausgleichen

Darmbakterien

Folgende Faktoren bringen Darm und Darmbakterien oft durcheinander:

- Zucker und Süßigkeiten im Übermaß (daher nur in kleinen Portionen genießen)
- Frisches Brot
- Späte Abendmahlzeiten
- Ungenügendes Kauen
- Langes Sitzen nach der Mahlzeit

- Schädliche Bakterien und Keime auf fremden Toiletten (kleines Spray für die Handtasche?)
- Wurm- und Parasitenbefall
- Zu viel Ballaststoffe
- Zu wenig Flüssigkeit
- Seelische Notlagen und Überforderung

Lassen Sie sich von erfahrenen Darmtherapeuten zeigen, wie man zu Hause Einläufe und schonende Darmtherapien durchführen kann.

Um das Immunsystem von Schmarotzern zu befreien, sind hier noch einige Tipps.

Hilfen bei Darmpilzen

Falls ein Darmpilz festgestellt wurde, können folgende Maßnahmen helfen. Der Pilz kann sowohl mit einem Antipilzmittel wie Nystatin oder dem Wasserreiniger Chlordioxidlösung bekämpft werden. Anschließend sollte die mikrobiologischen Therapie beginnen. Dabei bekommen die Patienten über drei bis sechs Monate spezielle Darmkeime, Bakterien und sogenannte Autovakzine verabreicht. Sie aktivieren die körpereigene Abwehr und regulieren die dafür so wichtige Darmflora.

Nicht zu vergessen ist die sorgfältige Mundpflege, die mit dem regelmäßigen Reinigen der Zahnbürste anfängt. Die Karriere der Darmpilze beginnt oft im Mund. Der Trinkwasserreiniger

Chlordioxidlösung (3-5 Tropfen in einem Wasserbecher, Weblink dazu im Kapitel Webtipps und Bezugsadressen) tötet Pilzbefall nicht nur im Trinkwasser ab, sondern auch im Mund und Darm. In etwas kaltem Tee kann man die Lösung gut trinken.

Eine konsequente Anti-Pilz-Diät von vier bis sechs Wochen kann sowohl als Therapie wie als Prophylaxe durchgeführt werden. Dabei gilt es, den Hefen ihre Nahrungsgrundlage zu entziehen. Zucker, Süßigkeiten, Weißmehlprodukte und Alkohol sind strikt zu meiden. Selbst süßes Obst sollte in den ersten vier Wochen nicht gegessen werden. Anstelle dessen sollte eine vollwertige Ernährung mit viel Salat, Gemüse und Vollkornprodukten auf dem Speiseplan stehen – solange Sie darauf nicht allergisch reagieren. Zusätzlich würde ich immer auch gute, kalt gepresste Öle, Nüsse, Eier, Lein- und Flohsamen empfehlen, damit genügend Eiweiß und Aufbaustoffe dabei sind. Ich weiß, wie schnell man in die Falle von übermäßigem Zuckergenuss rutscht. Kleine Portionen Süßes zu genießen – ohne in das zwanghafte Verschlingen großer Mengen zu geraten – gehört zu den schweren Lebenskünsten unserer Kultur. Dazu einen kleinen Tipp: Es wird sehr viel leichter fallen, wenn Progesteron und Cortisol ausreichend (= nicht zu viel und nicht zu wenig) vorhanden sind.

Natürliche Wurm- und Parasitenkuren

Wenn die Hälfte unserer europäischen Bevölkerung diese kleinen Parasiten, in sich trägt, dann haben Betroffene mit Fibromyalgie eine besonders große Chance, zu den „Auserwählten" zu gehören. Die lebendigen Organismen sind z.B. Einzeller wie Amöben, Giardien, Neospora, Toxoplasmen, Kryptosporidien und Sarcocystis. Wenn es eine größere Tierart ist, dann sind es Darmwürmer wie z.B. Bandwürmer, Madenwürmer, Hakenwürmer, Fadenwürmer, Spulwürmer und ähnliches Kleingetier. Sie bevorzugen den menschlichen Verdauungstrakt, rauben uns Kraft und schwächen unsere Immunabwehr. Diese Parasiten lauern in kontaminiertem Wasser, Rohwurst, nicht genügend erhitztem Fleisch und Schalentieren.

Daher empfehlen wir Ihnen, mit einer naturheilkundlichen Fachkraft eine Darmsanierung durchzuführen, um die ungebetenen Gäste wieder los zu werden, falls Sie davon betroffen sind.

Haben sich Parasiten erst einmal im Darm eingenistet, können sie sich enorm schnell vermehren. Unser Immunsystem kämpft zwar dagegen, aber früher oder später ist es mit der großen Menge überfordert. Typische Folgen sind Durchfall, Blähungen und Völlegefühl. Das kann sich mit grippeähnlichen Symptomen, Übelkeit, chronischer Müdigkeit, Ausschlag, Gelenkschmerzen oder einer chronischen Entzündung der Nasennebenhöhlen bemerkbar machen.

Darmparasiten haben keine Chance, wenn der Darm gesund ist und mit ausreichend nützlichen Darmbakterien besiedelt ist. Zu einer wirksamen Parasitenkur gehört deshalb eine gründliche Darmsanierung und der Aufbau einer gesunden Darmflora.
Wie die Darmpilze lieben auch Parasiten alles, was süß ist. Eine

wirkungsvolle Parasitenkur besteht aus kohlenhydratarmen Nahrungsmitteln wie Gemüse, Eiern, Nüssen. Dagegen sollten sämtliche Zuckerarten, Honig und jegliches Getreide für ein paar Wochen gemieden werden. Eine solche Fastenkur lässt Parasiten regelrecht verhungern. Der Erfolg wird insbesondere bei Würmern deutlich. Schauen Sie sich Ihren Stuhlgang in dieser Zeit etwas genauer an…

In einigen intensiven Darmreinigungsprogrammen wird die zusätzliche Einnahme von Pampelmusenkernextrakt, Zwiebeln und Knoblauch empfohlen. Sie zählen zu den natürlichen Antibiotika, die der Darmflora nicht schaden.

Mit einer Chlordioxidlösung (CDL) wird man diese „Tunichtgute“ ebenfalls schneller wieder los. Chlordioxid ist laut der Amerikanischen Gesellschaft für Analytische Chemie „der stärkste Viren- und Bakterienkiller, den die Menschheit kennt“. Chlordioxid hat nichts mit dem bekannten, in vielen Fällen schädlichen Chlor zu tun. Beide Stoffe unterscheiden sich in der Wirkungsweise und in den Bestandteilen, in die sie sich auflösen. Es beseitigt Erreger durch Oxidation, was ein natürlicher Prozess ist. Danach zerfällt es in Kochsalz, Sauerstoff und Wasser. Es entzieht den Erregern Elektronen, wodurch sie auseinanderfallen. In einigen Gemeinden wird es zur Trinkwasseraufbereitung eingesetzt. Chlor dagegen, wie es in den meisten Trinkwasserdesinfektionsmitteln vorkommen kann, beseitigt Erreger durch Chlorierung, bei der neue Stoffe entstehen, die teilweise krebserregend sind.

Auch Knoblauch und Rainfarn bzw. Wurmfarnprodukte, Flohsamen, Kürbiskerne, Beifuß- oder andere Wermutblätter, Ingwer,

Olivenblattextrakt, Enzianwurzel, Wacholderbeeren, Papayablätter oder Papayakerne können dabei helfen. Bezugsquellen: Über normale Apotheken „Aqua pur", zum Zusammenmischen: Über Internet: www.lotus-cdl.de.

Bomben für das Immunsystem

Wenn Sie sechs Teelöffel Kokosöl, zwei Teelöffel Flohsamen, fünf Knoblauchzehen und eine unbehandelte Zitrone mit einem starken Mixer zerkleinern und über den Tag mit Wasser verdünnt trinken, haben Parasiten keine Chance. Dieser Drink kann nebenbei Ihr Immunsystem ordentlich aufrüsten, damit auch von dieser Seite neue Abwehrwaffen gegen die gemeinen Ungeheuer im Darm zur Verfügung stehen. Achtung, Knoblauch kann den Blutdruck senken. Achten Sie bei allem, was Sie ausprobieren, immer auf ihr Körpergefühl.

Wer lieber mit ätherischen Ölen arbeitet, kann 2-3 Tropfen Oreganoöl (oder Nelkenöl) in ein Glas Wasser geben und mit frischgepresstem Zitronensaft vermischen. Dieser Trunk, 3x am Tag verzehrt, sollte die Parasiten vertreiben.

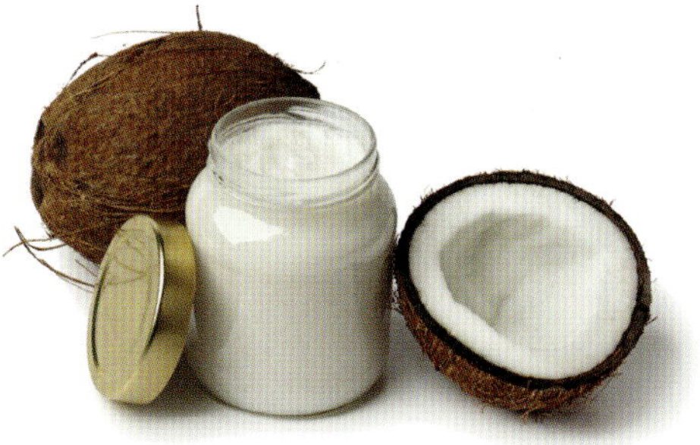

Enzianwurzel zählt zu den Magentonika. Das sind Tropfen zum regenerieren. Es stimuliert und stärkt den Kreislauf, hilft bei Erschöpfung und bei Vergiftungserscheinungen (z.B. durch das Absterben bei Parasiten.)

Ingwer dient der Entschlackung von Darm und Nieren. Es enthält Protein, Vitamin A, C und Vitamine aus dem Vitamin-B-Komplex sowie Calcium, Phosphor, Eisen, Natrium, Kalium und Magnesium.

Ysop enthält essentielle Hormonöle, die Widerstandskräfte gegen Infektionskrankheiten aufbauen.

Alraunenwurzel stimuliert die Drüsen. Sie wird zur Behandlung von chronischen Leberkrankheiten, Hautproblemen, für Gallenfluss, Verdauungs- und Ausscheidungsstörungen verwendet. Alraunenwurzel wird darüber hinaus zur Regulierung von Leber- und Darmfunktion und als Wurm- und Abführmittel empfohlen.

Rainfarn ist ein Wurmmittel und Stärkungsmittel für das Immunsystem zugleich.

Lebertherapie

Wissen Sie eigentlich, dass Ihre Leber Tag und Nacht für Sie arbeitet? Ohne ihre Dienste wären wir nicht lebensfähig. Sie ist eines unserer großen Organe und zugleich die größte Drüse. Alle dem Nahrungsbrei entnommenen Nährstoffe werden erst mal im Blut zur Inspektion in die Leber transportiert. Dort wird entschieden, was brauchbar ist und was nicht. Gutes und Nahrhaftes wird in der Leber so aufbereitet, dass es für den Rest des Körpers nützlich ist und wird über den großen Blutkreislauf auf den Weg zu sämtlichen Zellen geschickt. Giftstoffe oder Nährstoffüberschüsse werden dagegen entweder ausgeschieden oder in Zwischenlagern für schlechtere Zeiten deponiert. Die sortierten Nährstoffe kommen nach einigen Minuten für eine weitere Inspektion und Wiederaufbereitung zurück. Das geschieht am Tag circa 350 bis 500 Mal. Auf diese Weise durchspülen rund 90 Liter Blut pro Stunde die Leber. Können Sie sich vorstellen was passiert, wenn sie streikt?

DIE LAGE DER LEBER

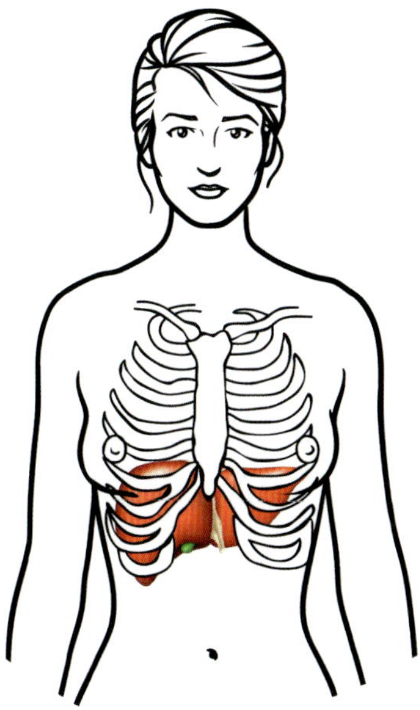

Welche Gifte können der Leber schaden?

Neben Alkoholkonsum kann die Leber durch weitere Gifte geschädigt werden. Diese Gifte erreichen unseren Körper beispielsweise über durch die Atemluft, durch die Haut, ausgelöst durch giftige Nahrungsmittel, aber auch durch Medikamente, Impfstoffe usw. Auch eine Virushepatitis oder eine Ernährung mit zu vielen gesättigten, erhitzten Fetten können der Leber Schaden zufügen.

Dass Übergewicht, ungesunde Ernährung und zu wenig Bewegung unserem Herzkreislaufsystem nicht gut tun, ist fast jedem bekannt. Weniger populär ist die Erkenntnis, dass Übergewicht derzeit die dritthäufigste Ursache für eine kranke Leber ist.

Auch spezielle Schimmelgifte können eine ernsthafte Gefahr für die Leber darstellen. Manche Schimmelpilze sind nicht mit bloßem Auge sichtbar. Sie sind entweder in der Atemluft oder häufig auf Nüssen und Gewürzen zu finden. Manche Pilzsporen bilden ein Gift mit dem Namen „Aflatoxin“ das die Leberzellen angreift. Aflatoxin wirkt bereits in geringer Menge stark krebserregend. Darum ist es dringend ratsam, verschimmelte Lebensmittel immer vollständig wegzuwerfen und Nüsse und Gewürze trocken zu lagern.

Auch Medikamente, die ja in der Leber abgebaut oder verarbeitet werden, können dem Organ schaden. Besonders der oft als harmlos angesehene Wirkstoff Paracetamol kann unter anderen der Leber schaden. Hier spielt die Dosis eine Rolle. Das Bundesinstitut für Arzneimittel und Medizinprodukte (BfArM) empfiehlt deshalb, vor der Einnahme von Paracetamol und anderen Schmerzmedikamenten einen Arzt zu befragen. Darüber hinaus können auch einige Antibiotika Leberschäden verursachen. Werden mehrere Medikamente gleichzeitig eingenommen, kann das die Leber besonders überfordern. Um Leberschäden vorzubeugen, sollte vor jeder Einnahme die angegebene Dosierung auf mögliche Wechselwirkungen mit der begleitenden Fachkraft überprüft werden. Hier kann das Internet wichtige Informationsdienste leisten.

Amalgam, Abgase, chemische Dämpfe und künstliche Duftstoffe können der Leber ebenfalls schaden.

Bei empfindlichen Personen können übrigens auch die Inhaltsstoffe von pflanzlichen Mitteln die Leberfunktion beeinträchtigen. Hoch dosiertes Johanniskrautextrakt gehört u.a. dazu. Die Dosis entscheidet, ob ein Wirkstoff heilt oder belastet! Wie schön wäre es, wenn sich in diesem Bereich mehr Ärzte auskennen würden.

Zu den häufigsten Erkrankungen der Leber gehören die Fettleber, Leberentzündung durch Infektion mit Viren (Hepatitis A bis E), Leberzirrhose und Lebertumore. Je stärker die Leber geschädigt ist, umso schwerer kann sie ihre Aufgaben im Körper bewältigen.

Die drei wichtigsten Aufgaben der Leber:

❶ Filterung und Entgiftung:

In der Leber werden Schadstoffe, Genussgifte wie Alkohol, Reste von Medikamenten, Chemikalien, unbrauchbare oder schädigende Stoffe abgebaut. Bakterienreste, Hormonüberschüsse, dem Körper fremde Stoffe oder defekte Blutzellen werden teilweise umgewandelt, verpackt und an die Ausscheidungsorgane weitergegeben. Überlegen Sie einmal, wie viele Medikamente Sie für Schmerzen, Verdauungsprobleme, Blutdruck, Empfängnisregelung, Entzündungen, Grippe und Infektionen im Laufe Ihres Lebens dem Körper „serviert" haben. Könnte es sein, dass Ihre Leber „am Stock geht" und deshalb Mühe mit jeder weiteren Belastung hat? Sichtbar ist das bei Betroffenen, die sich bei jeder der im Beipackzettel erwähnten Nebenwirkung wiederfinden: „Das habe ich – und das und das und das und das… auch." Die Leber ist dann nur noch eingeschränkt in der Lage, ein Medikament als zusätzliche Belastung zu ertragen.

❷ Produktion wichtiger „Baustoffe":
Die Leber filtert und entgiftet nicht nur, sie produziert auch bis zu einen Liter Gallenflüssigkeit am Tag. Dieses geheimnisvolle Zaubersekret braucht die Gallenblase, damit der Körper Fette verdauen und fettlösliche Vitamine aufnehmen kann. Die Leber stellt darüber hinaus die körpereigenen Cholesterine und wichtige Eiweiße her, die u.a. für die Blutgerinnung und „Hormonnothilfe" sorgen. Funktioniert die Leber nur noch eingeschränkt, ist ein Hormonchaos vorprogrammiert.

❸ Speicherung:
Nicht alle Nährstoffe aus dem Essen werden sofort benötigt. Manche werden zunächst in der Leber deponiert oder an anderen Körperstellen zwischengelagert, damit sie bei Bedarf „abrufbar" sind. Dazu gehören u.a. das Glykogen, einige Vitaminarten (A, D,

B12) und Fette. Wird Glykogen gebraucht, wird es im „Leberlabor“ in Traubenzucker umgewandelt und an das vorbei fließende Blut abgegeben. Das ist nur eine von mehreren Speichermöglichkeiten der Leber. Übrigens, unsere Leber hat einen vierundzwanzig Stunden Arbeitstag, sieben Tage die Woche ohne einen einzigen Urlaubstag im Jahr. Ich denke das ist ein Grund mehr, sich bei dem Erfinder dieses wunderbaren Organs zu bedanken.

Mögliche Anzeichen einer Lebererkrankung

Eine geschädigte Leber ist nicht einfach zu erkennen, weil sie kaum Nervenzellen hat. Deshalb tut eine kranke Leber nicht weh. In meiner Dienstzeit auf der „Giftstation“ eines großen Klinikums habe ich mehrfach erlebt, dass Patienten unbehelligt von Schmerzen, noch recht vergnügt auf unsere Station kamen. Ihre ursprünglich knapp 1,5 bis 2 kg schwere Leber war auf die Größe einer Kinderfaust geschrumpft und verhärtet. Diese Patienten konnten den Ärzten nicht glauben, dass ihr Leben nach einigen Tagen oder bestenfalls Wochen vorbei sein würde. Die Leber dieser Patienten war meist durch Drogen, Medikamente, Alkohol, Entzündungen oder andere Faktoren so stark zerstört und geschrumpft, dass sie den Körper nicht mehr entgiften konnte.

Unerklärliche Abgeschlagenheit, Druck im Oberbauch oder Hautverfärbungen sind Signale einer bereits fortgeschrittenen Leberschwäche. Nicht erst dann wäre es gut zu wissen, wie wir die Arbeit dieses Organs entlasten und nicht noch zusätzlich erschweren können.

Wie kann die Leber unterstützt werden?

Wie gut, dass sich geschwächte Organe mit viel Geduld und Beharrlichkeit weitgehend wieder regenerieren können. Die Leber erholt sich besonders in den Nachtstunden, wenn wir schlafen. Wenn man die Angewohnheit hat in den späten Abendstunden noch reichlich Alkohol zu genießen, hat die Leber in der Nacht keine Pause. Stattdessen leistet sie „Überstunden".
Soll der Leber geholfen werden, müssen solche schädigenden Einflüsse gemieden werden. Das bedeutet…

❶ Zucker, Alkohol und gesättigte Fette (frittiertes, gebratenes Fett, Margarine) besonders am Abend meiden.
❷ Medikamente nur, wenn sie unbedingt NOTwendig sind. Alternative, natürliche Hilfen bevorzugen.
❸ Keine synthetisch veränderten Hormone für Geburtenregelung.
❹ Bei natürlicher Hormonregulierung: Den Körper in behutsamer Weise durch pflanzliche Wirkstoffe oder eine äußerliche Anwendung mit körperidentischen Hormonarten (mit Speicheltestüberprüfung) unterstützen.

Leberfunktion - Tests

Um die Leberfunktion sichtbar zu machen, untersucht man in erster Linie Blutproben. Ist die Leberfunktion gestört, vermehren sich bestimmte Eiweiße und Enzyme, die im Labor gemessen werden (GPT, GOT, GGT, Bilirubin). Es können, je nach Labor, Verschiebungen in den Referenzwerten auftauchen.

Hier die Leberwerte im Überblick:

Störungen in den Leberzellen:

Parameter	Referenzwerte
GOT (auch ASAT)	♂ 10 - 50 U/l ♀ 10 - 35 U/l
GPT (auch ALAT)	♂ 10 - 50 U/l ♀ 10 - 35 U/l
GGT (= Gamma-GT)	♂ < 66 U/l ♀ < 39 U/l
GLDH	♂ < 6,4 U/l ♀ < 4,8 U/l
Eisen (Fe)	♂ 59 – 158 µg/dl ♀ 37 – 145 µg/dl
Zink (Zn)	46 - 150 µg/dl

Störungen der Ausscheidungsleistung der Leber:

Parameter	Referenzwerte
Bilirubin	< 1,1 mg/dl
AP (= alkalische Phosphatase)	♂ 40 - 129 U/l ♀ 35 - 104 U/l
Gesamtcholesterin	< 200 mg/dl
LDL-Cholesterin	< 160 mg/dl
HDL-Cholesterin	♂ > 35 mg/dl ♀ > 42 mg/dl

Störungen der metabolischen Leberleistung:

Parameter	Referenzwerte
Ammoniak (NH3)	< 48 µmol/l

Einfache Hilfen für die Leber: Leberwickel

Leberwickel sind ein altbewährtes Heilmittel. Ein altes Stofftuch mit einem warmen Lebertee oder Lebertinktur anfeuchten und auf die Leberregion legen (Oberbauch unter dem rechten Rippenbogen). Alles gut mit Plastikfolie abdecken und mit Wärmflasche oder Körnerkissen wärmen. Mit einem Tuch oder Nierenschoner wird das ganze Paket möglichst im Liegen festgebunden. Mit schöner Musik kann man dabei gerne einschlafen. Ein erwärmtes Kirschkernkissen am Abend mit ins Bett zu nehmen und auf die Leber zu legen ist ebenso hilfreich.

Bitterstoffe

Alle Bitterkräuter wie Wermut (besonders Artemisia Annua), Beifuß, Löwenzahn, Salbei, Mariendistel, Kurkuma, Moringa, Schöllkraut in kleinen Mengen, sind bestens als Tee oder Tinktur geeignet.

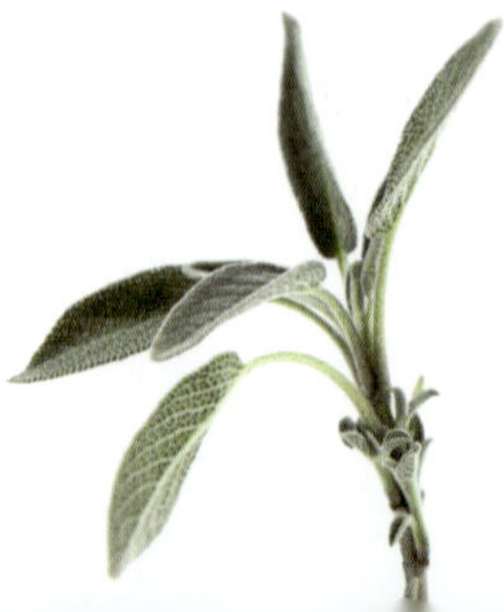

Darreichungsformen sind:

- Fertigprodukte aus der Apotheke, Reformhaus oder Drogerie
- Kapseln mit Trockensubstanz oder Pulver (leicht selbst herzustellen)
- Tee (möglichst verschiedene Tees trinken)
- Smoothies mit Bitterkräutern
- Bittersalate, Bittergemüse, Sprossen, Keimlinge, Löwenzahn
- Schwedenkräuter (enthalten Alkohol, deshalb nur stark verdünnt zu empfehlen)
- Kleiner Trick: Mischen Sie den Getränken und Smoothies noch drei bis fünf Tropfen DMSO dazu, dann ist die Wirkung auf die Zellen noch stärker. DMSO ist eine Substanz, die in Medikamenten als „Zell-Schleuser“ verwendet wird.
- Wacholderbeerenkur
- Artemisiapulver in Joghurt oder Apfelmus eingerührt
- Kurkuma und Pfeffer kombiniert
- Gemüsesäfte

Selbst gemachte Bittertropfen gegen Appetitmangel können ebenfalls helfen, sowie Einläufe mit Bitterstofftees und Bäder mit Natron und Bitterstoffen.

Unterstützung bei der Entgiftung der Leber

Ich empfehle die Wacholderbeerenkur. Vorsicht bei Bluthochdruck und bestehenden Nierenerkrankungen. Hier nur in Rücksprache mit Fachkräften anwenden.

Kneipp-Wacholderkur zum Entschlacken: Zerkauen Sie am ersten Tag eine getrocknete Wacholderbeere, bis sie leicht süßlich schmeckt, und schlucken Sie diese. Steigern Sie die Beerenanzahl um je eine Beere bis zu fünfzehn Beeren pro Tag und gehen Sie dann „rückwärts" vor. Beenden Sie die Kur am dreißigsten Tag wieder mit einer Beere.
Wacholdertee: Übergießen Sie einen Teelöffel getrocknete, zerdrückte Wacholderbeeren mit 1/4 Liter kochendem Wasser. Lassen Sie den Tee fünf Minuten zugedeckt ziehen, bevor Sie ihn abgießen. Trinken Sie zur Entschlackung dreimal täglich eine Tasse frischen ungesüßten Tee. Bei Husten können Sie Honig oder Steviablätter hinzufügen oder den ungesüßten Tee als Dampfbad anwenden. Überbrühen Sie dazu vier Teelöffel Beeren mit einem Liter Wasser und inhalieren Sie den Dampf sogleich unter einem Tuch, circa fünf Minuten lang.

Sinnvolle Tests für Schilddrüsenfunktion

Sollten Sie bereits eine Schilddrüsenmedikation einnehmen, kennen Sie bereits den TSH-Test (basal). Er ist sozusagen der Basistest und ist weltweit normiert (das bedeutet einheitliche Testkits und Durchführung). Leider sind Schilddrüsenbeschwerden nicht immer allein im TSH-Test sichtbar. Starke Schilddrüsenschwankungen wie z.B. eine Unterfunktion am Morgen und eine Überfunktion am Abend (oder umgekehrt) sind im TSH-Test selten sichtbar. Eine reine, dauerhafte Schilddrüsenunterfunktion ist selten, denn der Körper entwickelt Notprogramme um wenigstens mit Adrenalinschüben die Schilddrüse zu animieren. Das ist in so einem Moment sehr unangenehm, aber letztlich verhindert diese körpereigene Regulierungsmaßnahme, ohnmächtig umzukippen. Erst wenn FT3, FT4, TRAK, TPO/MAK und TGAK zusätzlich gemessen werden und eine gründliche Ultraschalluntersuchung durchgeführt wird, kann man eine genauere Diagnose erwarten. Die Kassen zahlen aber nur dann weitergehende Tests, wenn der TSH auffällig ist... Diesen Gefallen tut er uns aber keineswegs immer.

Eine interessante Beobachtung in den letzten Jahren zeigte, dass unter dem Druck neuer deutscher Reihenuntersuchungen die Ärztevereinigung in Deutschland die alten „Normbereiche" der TSH-Messungen Stück für Stück (nach unserer Beobachtung in die richtige Richtung) angepasst haben – auf ca. 0,7-3,4 mU/L. Vor wenigen Jahren hieß der „Normbereich" noch 0,3- 4,0 mU/L. Das kann man bis heute auf vielen Testberichten als Orientierung finden. Anscheinend haben viele Laborleiter und Internetseiten diese Änderungen nicht mitbekommen. So ist zu erklären, warum unzählige Menschen erhebliche Schilddrüsenprobleme nicht oder unangemessen behandelt bekommen, weil die Messwerte ja im angeblichen „Normbereich" liegen würden. Bereits 2006 und 2007 gab es eindeutige Publikationen im Deutschen Ärzteblatt, die darauf hinwiesen dass der alte „Normbereich" von 0,3 bis 4,0 mU/L alles andere als eine sinnvolle Richtlinie gewesen ist. Große Untersuchungsreihen belegten einen TSH-Zielbereich zwischen 0,3 bis 2,12 mU/L für den deutschen Raum (SHIP-1-Studie mit 9 000 Probanden aus Mecklenburg-Vorpommern). Inzwischen ist man bei dem unteren Wert auch schon nach oben gegangen, auf eine 0,7 – 2,12 mU/L Spanne. In den USA werden derzeit noch schmälere Zielbereiche diskutiert (1,0-1,5 mU/L). Unsere Beobachtung tendiert in Richtung 1,0-2,0 mU/L als Richtlinie – wohlwissend, dass der Messbereich oft genau hier zu finden ist, aber trotzdem massive Schilddrüsenbeschwerden vorhanden sind. Die medizinischen Fachkräfte, mit denen wir zusammenarbeiten, glauben eher den Körpersignalen und raten in solchen Fällen zur genauen Beobachtung, zu weiteren Bluttests und zu einer Ultraschallkontrolle. Der Körper hat eine Symptomsprache, die ein Arzt eigentlich verstehen und zuordnen können sollte. Warum glaubt man Messwerten mehr als den Körpersignalen? Schilddrüsenmedikation wird weitgehend standardmäßig nach Leitlinienvorgabe des Ärzteverbandes verordnet. Während der Ausbildung wird die These an Ärzte herangetragen, dass ein Schilddrüsenpatient „normalerweise" ein Thyroxin 100 benötigt. Wenn Symptome dadurch eher schlimmer als besser werden, dann muss das an der Psyche liegen. Und so kommt nach dem Schilddrüsenmedikament noch Psychopharmka hinterher... (Sie finden mehrere Beiträge zur Anpassung der TSH-Normbereiche in den Suchmaschinen unter „Ärzteblatt / TSH-Normwerte". Die Gegebenheiten dazu in den USA finden Sie unter www.thyroid.about.com.) Im Körper werden verschiedene Schilddrüsenhormone gebildet und gebraucht. Es ist durchaus möglich, dass dem Körper neben dem Hormon Thyroxin (T4), zu wenig Trijodthyronin (T3) zur Verfügung steht. Dies ist oft bei der Autoimmunstörung Hashimoto der Fall. Bei einer Standardbehandlung nach heutiger „Leitlinienmedizin" wird diesen Patienten nur Thyroxin (T4) verordnet und das Trijodthyronin (T3) wird weder gemessen noch verschrieben. Dass es auch das Hormon T2 gibt und zu viel Jod manchen Menschen schaden kann, ist sogar vielen Internisten und Endokrinologen unbekannt. Genau diese klassische Leitlinienbehandlung sorgt bei vielen Schilddrüsenpatienten für jede Menge Symptome, die manchen Fibromyalgie-Symptomen sehr ähnlich sind. Hinweis: Wenn ein Arzt die Bedeutung des T3 und der Schilddrüsenantikörpern nicht kennt, dann muss er noch lange kein schlechter Arzt sein.

Um eine Schilddrüsenerkrankung festzustellen können Sie daheim, kostenfrei, eine erste „Schilddrüsentestung" durchführen. Dazu brauchen Sie nichts weiter als ein gewöhnliches Fieberthermometer. Messen Sie damit Ihre Aufwachtemperatur. Sind die Messungen tendenziell niedrig (auch in zyklischer Rhythmik bei Frauen), dann besteht Verdacht auf Schilddrüsenunterfunktion. Die Betroffenen (jung oder alt) haben oft kalte Hände, Füße und Pobacken – sie frieren entsprechend oft und tragen auch im Sommer Mütze oder Pullover. Sind die Temperaturen mehr oder weniger deutlich über 36,7 °C (auch in der ersten Zyklusphase), dann ist eine Überfunktion zu vermuten. Dies ist oft mit Hitzegefühlen verbunden. Diese Menschen laufen auch im tiefsten Winter mit einem T-Shirt herum.

Suchen Sie sich eine Fachkraft aus der Beraterliste unserer Hormonselbsthilfe und fragen Sie dort nach einer Übersicht von typischen Überfunktions- und Unterfunktionssymptomen. Diese hängen Sie sich im Badezimmer auf und markieren jeden Abend mit einem Strich diejenigen Symptome die Sie im Laufe eines

Tages an sich beobachten. So finden Sie schnell heraus, wann Sie typischerweise in die Über- oder Unterfunktion rutschen. Die darin geschulte Fachkraft könnte auch Blut abnehmen und zu einem regionalen Labor einschicken. So kommen Sie über Umwege doch zu einer breiteren Testung.

Geschlechtshormone (Steroide)

Geschlechtshormone brauchen wir nicht nur für die Fortpflanzung und Sexualität, sondern für alle Körperteile und deren Funktionen – inklusive Gehirn. Menschen mit einem gravierenden Hormonungleichgewicht haben weniger Schutz im Immunsystem und neigen deshalb schneller zu chronischen Krankheiten, Empfindlichkeiten, Störungen oder Schwäche. Durch einen Speichelhormontest (SHT) können u.a. folgende Hormonbereiche gemessen werden: Cortisol, DHEA, Progesteron, Estradiol, Estriol, Testosteron und das Schlafhormon Melatonin. Serotonin ist zwar auch messbar und die Messung wird von einzelnen Labors angeboten. Aber wie aussagekräftig die Messwerte sind, ist uns nicht bekannt. Serotonin ist u.a. wichtig für eine normale Schmerzschwelle. Sinkt der Serotoninspiegel zu sehr ab, erhöht sich die Schmerzempfindlichkeit und die Blutgerinnung lässt nach. Da Serotonin weitgehend im Darm gebildet wird, spielt die Darmgesundheit auch diesbezüglich eine herausragende Rolle. Aufgrund des Reizdarm-Syndroms vieler Fibromyalgie-Patienten und des damit oft einhergehenden Durchfalls, kann es zu einer verminderten Aufnahme von Tryptophan kommen. Serotonin bringt bei vielen Patienten deutliche Schmerzlinderung - aber

nicht von heute auf morgen.
Die Serotoninausschüttung kann durch einen gesunden Darm angeregt werden, sowie tryptophanhaltige Nahrungsmittel und vor allem durch Licht, Licht, Licht!

Tipps für den nächsten Arztbesuch

Ein Arzt, Professor oder Heilpraktiker weiß vieles – aber nicht alles. Man sollte es auch nicht von ihm / ihr erwarten. In vielen Fällen muss ein Arzt erraten, was dem Patienten fehlt – und oft vermutet er nicht richtig. Das wird er Ihnen nicht gerne verraten, aber es ist die Realität. Daher ist es für den Patienten sehr wichtig, bei einem schweren Fall oder vor einer Operation eine zweite oder gar dritte Meinung einzuholen. Als Patient muss man mitdenken, aufpassen und den gesunden Menschenverstand nicht bei der Rezeption abgeben.
Auch dann nicht, wenn der Arzt oder Heilpraktiker mit rätselhaften Testmethoden anrückt. Für den Patienten ist es sinnvoll, sich während eines Arzttermins Notizen zu machen. Es wäre gut nachzufragen, ob der Arzt Patienteninformationen zu bestimmten Medikamenten, Behandlungen oder Untersuchungen hat. Wie lange dauerte das Gespräch und welche Empfehlungen wurden ausgesprochen?

Was tun mit Testberichten?

Sämtliche Testberichte gehören in die Hand des Patienten und in einen extra dafür reservierten Aktenordner. In diesem

Ordner sollten alle Gesundheits-Unterlagen säuberlich geordnet und abgeheftet sein. Am Beispiel von Brigitte Grooten ist zu sehen, dass diese Unterlagen für Renten- oder Pflegestufenanträge später sehr wichtig werden können. Auch für eventuelle Gutachten und juristische Konfliktfälle sind diese Informationen viel wert. Außerdem ist es nicht verkehrt, Befunde selbst lesen zu lernen. Der Patient sollte die Originale der Testergebnisse niemals an weitere Fachkräfte abgeben, sondern immer nur deren Kopien. Es ist darauf zu achten, dass bei den Messwerten immer auch die jeweiligen Referenzspannen angegeben sind, sonst sind die Messwerte nicht zu vergleichen.

Bilden Sie mit Ärzten, Krankengymnasten, Masseuren usw. ein Team und suchen sie gemeinsam nach einem gangbaren Weg. Jeder unterstützt hierbei den anderen, aber keiner ist allwissend.

Man kann diese Dokumente unterschiedlich ordnen:
Chronologisch: nach dem Datum.
In Sparten: wie z.B. Kassenbescheide, Testberichte, Gutachten, Beipackzettel der eingenommenen Medikamente, Sprechstundentermine mit Behandlungsbeschreibung (inkl. Dauer der Sprechstundenzeit), Visitenkarte der jeweiligen Fachkräfte usw.

Was ist zu tun, wenn sich der Arzt weigert, Testberichte, Bilder und Unterlagen herauszugeben? Das ist leider gar nicht so selten. Aber die Krankenkasse hat in Ihrem Auftrag durch Ihren

Kassenbeitrag die Leistungen bezahlt. Die Testergebnisse sind daher in erster Linie Ihr persönliches Eigentum, das Ihnen der Arzt aushändigen MUSS! Er darf als behandelnde Fachkraft eine Kopie für die Patientenakte behalten. Bei Testberichten ist darauf zu achten, dass die jeweiligen Referenzbereiche in Relation zu Alter und Geschlecht (bei Frauen auch der Zyklustag) aufgeführt sind. Das sollte selbstverständlich sein – ist es aber leider nicht. Uns ist eine Endokrinologin bekannt, die sich strikt weigert, jegliche Referenzbereiche anzugeben. Damit soll die Abhängigkeit der Patienten zu ihr erhalten bleiben. Ein Wink mit dem Anwalt hilft hier manchmal schneller weiter, als lange Diskussionen.

Wie ist mit Diagnosen umzugehen?

Ein Patient sollte sich nicht mit Diagnosen „verheiraten" (...bis dass der Tod uns scheide). Man darf Fragen stellen und Zweifel äußern. Man kann Untersuchungen ablehnen und hinterfragen. Wenn der Verdacht besteht, dass der Facharzt seine Untersuchungsgeräte ausnutzen möchte, kann man sich Bedenkzeit erbitten und eine zweite Meinung einholen. Viele Untersuchungen belasten den Körper zusätzlich. Das gilt besonders für die Mammographie, Röntgenbilder, CT und Punktionen. Seien Sie darauf gefasst, dass Sie dann mit einer langen Wartezeit auf einen neuen Termin erpresst werden.

Zu gern wird darauf gedrungen, dass wir ohne langes Überlegen uns möglichst sofort entscheiden. Wenn Ihnen die Nervenkraft für lange Diskussionen fehlt, dann vereinbaren Sie einen Termin und sagen ihn von zu Hause per Telefon wieder ab oder verschieben ihn auf einen späteren Zeitpunkt. So haben Sie mehr Zeit, um sich in Ruhe noch eine zweite oder dritte Meinung einzuholen.

Wie ist mit verordneten Medikamenten umzugehen?

Beipackzettel sind ernst zu nehmen. Wenn Sie Schwierigkeiten mit dem Verständnis der oft komplizierten Sprache haben, dann fragen Sie einen Apotheker. Bei einer Einstellung oder einem Wechsel eines Medikamentes ist die Reaktion des Körpers zu beobachten – wenn möglich schriftlich mit Datum, Tageszeiten und Besonderheiten, festgehalten in Ihrem eigenen Ordner. Beobachtungstabellen oder Excel-Listen können die Übersicht zudem erleichtern.

Wie notwendig sind Psychopharmaka?

Diese Frage stellen sich viele Patienten mit Fibromyalgie, denen Psychopharmaka empfohlen wurden. Ob man damit besser zurechtkommt als ohne, ist schwer vorherzusagen. Bei einer akuten Psychose, Schizophrenie, oder bei einer manischen Depression kann eine Medikation überlebensnotwendig sein. Mitfühlende Ärzte haben oft Angst, dass ein Mensch unter den manchmal fürchterlichen Schmerzen wie bei Fibromyalgie zerbricht und aufgeben will. Aus diesem Grund empfehlen sie manchmal „Beruhigungsmittel und Stimmungsaufheller" – in der Hoffnung, dass durch die herabgeminderte Schmerzempfindlichkeit die Schmerzen besser auszuhalten sind. Das sollte uns aber nicht aufhalten, nach tiefgreifenderen Hilfen oder Lösungen zu suchen

– bevor Medikamentennebenwirkungen noch viel schlimmere Gefährdungen verursachen. Wenn Schmerzmittel wie Novalgin das Rückenmark zersetzen können oder Psychopharmaka wie Fluctin in manchen Fällen die Lunge stärken, bedeutet das direkte Lebensgefahr! Wie Frau Grooten das ausdrückt, greift ein von Schmerzen geplagter Mensch nach allem, was irgendwie Erleichterung verspricht. Auf dem Gesundheitsmarkt finden wir heute ein reiches Angebot an Therapien und Diagnose-Methoden, die am gesunden Menschenverstand vorbei gehen und mit Begriffen erklärt werden, die man noch nie gehört hat. Frau Grooten tröstete sich oft mit dem Gedanken: „Die Fachkraft wird schon wissen, was sie da tut." Der Satz: „Das ist mit wissenschaftlichen Studien belegt," öffnet heute fast jede Tür. Schwierig wird es dann, wenn verschiedene Studien sehr gegensätzliche Positionen „beweisen", wie es selbst innerhalb der Welt unserer Wissenschaftsmedizin erschreckend oft der Fall ist. Was und wem soll man da noch glauben? Es ist schwerer denn je herauszubekommen, was wahr ist und was nicht. Welche Studienergebnisse wurden gekauft und wo führte neutrale, wissenschaftliche Neugierde zu neuen Erkenntnissen? Diese Sorge beunruhigt auch Fachleute, denn die sind ja auch manchmal krank – manchmal sogar sehr krank. Dann sieht man die Medaille von einer anderen Seite. Beispiel: In einer Umfrage unter Ärzten gaben 70% an, dass sie im Falle einer Krebsdiagnose keine Chemotherapie in Anspruch nehmen würden. Das lässt aufhorchen. Fängt die kritiklose Hingabe an die „Wissenschaftlichkeit" unserer heutigen Universitätsmedizin an zu bröckeln? Ich habe es mehrfach erlebt, dass Ärzte Opfer ihrer eigenen Behandlungsirrtümer wurden – und daran starben. Manchmal waren es auch die unmittelbaren Angehörigen. Was soll man denn auch tun, wenn man es nicht anders weiß?

Verordnungen von Krankengymnastik

Fach- und besonders Reha-Ärzte können mehr Krankengymnastik in Folge verschreiben als Hausärzte. Das kann helfen, die Kosten nicht ins Unermessliche steigen zu lassen, wenn Beschwerden zu solchen Maßnahmen zwingen.

Behindertenausweis

Es ist eine Überlegung wert, einen Behindertenausweis zu beantragen, wenn die tägliche Arbeitsfähigkeit absehbar dauerhaft eingeschränkt bleibt. Die Kriterien dafür sind nicht so einfach nachzuweisen. Außer Ihnen ist niemand an diesen Privilegien für Sie interessiert. Deshalb müssen Sie sich selbst um die nötigen Unterlagen und Nachweise bemühen. Wenn körperliche Fähigkeiten immer schwächer werden, wäre auch daran zu denken, einen „Verschlimmerungsantrag" zu stellen. Für alle Anträge dieser Art ist es immens wichtig, jegliche Untersuchungsberichte, Gutachten, Bilder, Verordnungen und Testergebnisse sauber abgeheftet parat zu haben. Das macht deutlich, wie wichtig Ihre Dokumente und Aufzeichnungen sind. Es geht hier um Bewilligung oder Nicht-Bewilligung.

Allergieausweis

Frau Grooten berichtete von ihrem Allergiepass. Dies ist ein wichtiger Hinweis. Während einer Kur wäre es sinnvoll, einen Allergietest durchzuführen. Selbst Fachärzte sträuben sich manchmal dagegen, denn solche Untersuchungen belasten das Budget des Arztes erheblich...

Hilfen für das Gespräch mit dem Arzt

Patienten mit Fibromyalgie sollten ihre Schmerzen in ein Körperschema einzeichnen. So kann dem Arzt besser mitgeteilt werden, welche Körperregionen betroffen sind. Dazu können Sie sich das vorgezeichnete Männchen-Schema von der Seite 81 mehrfach herauskopieren und immer aktualisiert zum Sprechstunden-Termin mitnehmen. Eine Kopie dessen heften Sie am besten mit Datum in Ihren Ordner. Das macht Veränderungen auf einen Blick sichtbar. Zu beachten ist auch, ob Symptome nur zu speziellen Tageszeiten, in besonderen Wetterphasen oder an bestimmten Wochentagen auftreten. Fibromyalgie kann mit so vielen Symptomen kombiniert sein, dass weitere Zusammenhänge nicht oder zu spät erkannt werden.
Der Arzt sollte beim ersten Gespräch eine Anamnese (Vorgeschichte) durchführen. Dazu können Sie die wichtigsten Fakten und Symptome auf ein DIN A4 Blatt zusammentragen. (Keine Romane schreiben.) Auch weniger dramatische Auffälligkeiten wie Müdigkeit, Schlafstörungen, funktionelle Störungen der Arme, Beine oder Verdauung sollten beschrieben werden.

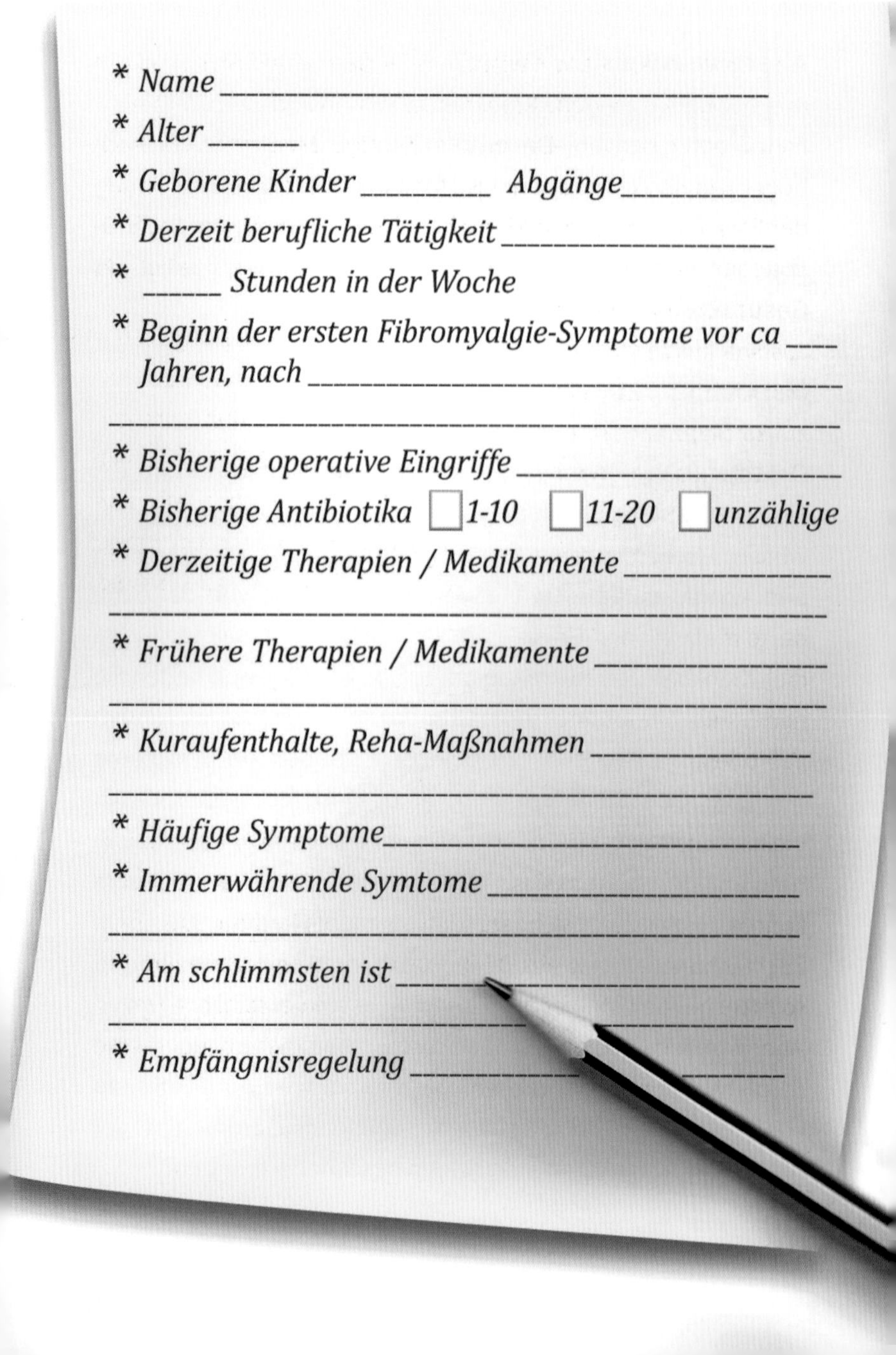

** Name ______________________________*

** Alter ______*

** Geborene Kinder ________ Abgänge__________*

** Derzeit berufliche Tätigkeit _________________*

** ______ Stunden in der Woche*

** Beginn der ersten Fibromyalgie-Symptome vor ca ____ Jahren, nach ______________________________*

____

** Bisherige operative Eingriffe ____________________*

** Bisherige Antibiotika ☐ 1-10 ☐ 11-20 ☐ unzählige*

** Derzeitige Therapien / Medikamente ____________*

____

** Frühere Therapien / Medikamente ______________*

____

** Kuraufenthalte, Reha-Maßnahmen _____________*

____

** Häufige Symptome_________________________*

** Immerwährende Symtome ___________________*

____

** Am schlimmsten ist ________________________*

____

** Empfängnisregelung ________________________*

Frau Grooten betont, wie wichtig es für sie war und ist, so viel wie möglich über die eigene Krankheit zu wissen und die Zusammenhänge zu verstehen. Da unsere heutige Medizin in fachlich begrenzte Bereiche getrennt ist, fehlt in der Expertenwelt häufig der Blick für den ganzen Menschen. Über Internet oder Fachbücher gibt es heute mehr Möglichkeiten denn je, sich selbst mit Gesundheitsthemen auseinanderzusetzen. Der Körper ist ein zusammenhängender Organismus. Je mehr Sie über FMS Bescheid wissen, recherchieren und sich austauschen, desto mehr können Sie die Krankheit verstehen und Symptome zuordnen.

Wichtig für die Therapie ist, immer wieder Ruhe und Entspannung zu finden. Gönnen Sie sich nach Aktivitäten genug Ruhe und schlafen Sie ausreichend. Bauen Sie in Ihren Alltag regelmäßige, kurze Pausen ein.

Vielleicht verstehen Sie durch Erfahrungsaustausch und Beobachtung immer häufiger, wieso plötzlich ein neuer Schub auftreten konnte. Holen Sie sich als Betroffene/r Literatur aus dem Buchfachhandel oder aus Bibliotheken. Selbsthilfegruppen und so manches Selbsthilfeforum im Internet sind zusätzliche Hilfen. Aber wundern Sie sich nicht, wie sehr sich manche Berichte und Empfehlungen widersprechen.

Ein Wort an Partner oder Angehörige

Als Familienangehörige/r begleiten Sie wahrscheinlich schon lange Zeit eine von Fibromyalgie betroffene Person. Sie erkennen vermutlich schon am Gesichtsausdruck oder an spezifischen Verhaltensmerkmalen, wenn sich wieder ein Schmerzschub ankündigt. Hilflos zusehen zu müssen ist fürchterlich und gibt einem das Gefühl der Ohnmacht. Das gilt in besonderer Weise für Eltern oder Partner/innen. Aber Sie können etwas tun um zu helfen. Auf ein paar Aspekte möchte ich hier hinweisen:

❶ Es ist normal und okay, wenn man von der Hilflosigkeit zuschauen zu müssen, immer wieder überwältigt wird und am liebsten auf und davon laufen möchte.

❷ Es sollte auch okay sein, wenn die Begleiter zwischendrin Zeiträume suchen, um Abstand zu bekommen. Da der Patient nicht vor seinen Schmerzen weglaufen kann, haben Begleiter oft ein schlechtes Gewissen, sich aus der Situation herauszunehmen. Überfordert die Situation aber dauerhaft auch den oder die Begleiter/in, dann ist es nur eine Frage der Zeit, bis auch sie nicht mehr können und eine „Begleiter-Krankheit" die Überforderung ausdrückt.

❸ Sie sind sehr wahrscheinlich kein harter unempfindlicher Weggefährte - ansonsten würden Sie sich nicht die Mühe machen so ein Buch zu lesen und sich mit dem Thema des Patienten zu beschäftigen. Unsensible Begleiter sind dazu selten bereit.

❹ Suchen Sie nach Wegen, dem Miteinander Höhepunkte zu ermöglichen. Gemeinsame Erinnerungen die Dankbarkeit ermöglichen, können Balsam für Schmerzpatienten sein. Nutzen Sie zwischen den Schmerzschüben Phasen für Schönes und Gemeinsames.

❺ Geben Sie Ihrer Partnerin / Ihrem Partner eine sanfte Oxytocinmassage. Im Bereich zwischen den Schulterblättern liegen wenige oder keine Tenderpoints.

❻ Suchen Sie beide Möglichkeiten, einander zu bestätigen und zu bewundern. Erkrankte wollen auch schön und attraktiv sein – aber wozu, wenn alles nur Last ist und soziale Anlässe gemieden werden? Wenn man sich eher wie ein Tollpatsch vorkommt, dient das nicht gerade dem Selbstwertgefühl. Wie wäre es mit einem festlichen Dinner zu zweit? Können Sie in einem nahen Restaurant oder Café einen Tisch bestellen oder ein feines Gericht nach Hause holen? Ein schöner Film im Heimkino? Ein gemeinsamer Spaziergang mit einer versteckten Überraschung unterwegs? Ein Ausflug mit dem Auto durch schöne Landschaft? Bleiben Sie bei kleinen, überschaubaren Unternehmungen, die Lust auf mehr machen. Manchmal kann ein kleiner Blumenstrauß die Sonne ins Haus bringen, zumindest für uns Frauen. Kleine Haustiere sind ebenfalls eine Überlegung wert.

❼ Fragen Sie, wenigstens hin und wieder, wie sich der Patient gerade fühlt. Welche Gedanken werden bewegt und welche Ängste müssen ausgesprochen werden? Ja, manche Angehörige stöhnen, dass sie das Gejammer einfach nicht mehr ertragen. Wenn Sie hin und wieder nachfragen, wird Anteilnahme deutlich und erübrigt frustrierendes Jammern.

Unser krankes „Gesundheitswesen"

Wenn man die Geschichte von Frau Grooten liest, kommt unweigerlich die Frage auf, ob unser Gesundheitswesen eher „Krankheitsmedizin" genannt werden sollte. Wer hat in diesem System wirklich Interesse an der langfristigen Gesundheit der Bevölkerung? Wenn man alle Fakten unserer Wirtschaft im Gesundheitswesen ansieht, dann ist es viel lukrativer, Krankheit „am Leben zu erhalten" oder zu „kultivieren", indem der Patient überzeugt wird, möglichst dauerhaft Medikamente einnehmen zu müssen. Er sollte Ärzte verschiedener Sparten regelmäßig aufsuchen und die Kliniken dürfen auch nicht leer ausgehen.
Scheint Ihnen das zu gewagt ausgedrückt? Stellen Sie sich vor, jeder Fibromyalgie-Patient wäre spätestens nach dem ersten Arztbesuch ganz schnell wieder gesund. Was wäre das für eine Katastrophe für Apotheken, Pharma-Konzerne, Therapeuten, Krankenhäuser, Krankenkassen, Kur- und Reha-Zentren? Mit chronischen Krankheiten füttern wir einen der größten Wirtschaftszweige. Für so viele Beteiligte ist eine Fibromyalgie-Erkrankung richtig gut. Vor allem, wenn die Beschwerden vielseitig, schlimm und therapieresistent sind und immer neue Symptome dazu kommen. Das ist aber nur *eine* Seite der heutigen, modernen Medizin. Ich selbst wäre heute nicht mehr am Leben, ohne beachtliches Engagement der Ärzte und Notfallmedizin. Unser

damaliger Hausarzt (mit ziemlich viel Alkohol intus) eilte nach Mitternacht zu uns nach Hause, um meine Lungenentzündung mit 42°C Fieber (ich war bereits im Fieberdelirium) mit einer Penizillinspritze zu „behandeln". Damals war ich 7 Jahre alt. Ähnliche Erfahrungen haben unzählige Menschen gemacht, die schnelles Handeln von Ärzten oder behutsame, aber wirkungsvolle Therapien erlebten. Wenn unsere niedergelassenen Hausärzte so behandeln dürften wie sie wollten, dann wären uns mehr begeisterte Hausärzte erhalten geblieben. Unsere Ärzte sind in einem System gefangen, in dem praktizierte Medizin und Verordnungen von „oben" (Deutscher Ärzteverband) durch Leitlinien vorgegeben, sozusagen diktiert, sind. Ein Arzt muss dafür „Strafe" zahlen, wenn er aufwendiger therapiert als es das Budget erlaubt. Nur wenige Deutsche registrieren, dass u.a. deswegen erschreckend viele unserer gut ausgebildeten Ärzte ins Ausland abwandern, wo sie besser verdienen und freier therapieren dürfen. Einer von ihnen ist Prof. Bauer. Es geht uns nicht darum, mit dem Finger auf die bösen Fachkräfte zu zeigen, sondern auf die Not unseres kränksten Patienten in Deutschland: Das Gesundheitswesen. Es ist sehr schwer krank.

Ärzte sind Menschen - wie wir

Gehen wir mal davon aus, dass Sie niemals übertreiben oder nach dem eigenen Vorteil schielen, dass Sie immer brav alle Einkünfte bei der Steuer angeben und ehrlich Ja oder Nein sagen, wenn Sie es auch so meinen. Das fällt nicht immer leicht… Nun, Ihr Heilpraktiker oder Arzt hat mit ähnlichen Versuchungen zu kämpfen wie Sie. Manchmal wird es einem mehr oder weniger leicht gemacht, um hier und dort ein wenig über die Grenze des Legalen zu treten. Bei uns selbst sind wir vielleicht verständnisvoller als dem Arzt gegenüber, der erhebliche Vorteile genießt, wenn er uns möglichst schnell einen Herzschrittmacher oder Stent empfiehlt – möglichst in der Klinik XYZ. Ein Herzschrittmacher mag eine feine Sache sein, sofern er Senioren zu mehr Lebensqualität verhilft. Aber ob es wirklich immer nötig oder sinnvoll ist, steht auf einem anderen Blatt. Das alles läuft in unserem Bewusstsein nicht unter der Rubrik „Korruption" sondern eher unter „vorteilhaft", Win-win-Situation oder „eine Hand wäscht die andere". Aber überlegen Sie mal, möchten Sie von einem Arzt beraten werden, der bei Fibromyalgie doppelt so viele Psychopharmaka verordnet wie seine Kollegen und dem beim Stichwort „Alternative Möglichkeiten" nicht viel einfällt? Natürlich gehen Sie davon aus, dass der Arzt nichts empfiehlt, was nicht gut für SIE ist. Frau Grooten hat es nicht nur einmal erlebt, dass sie durch Behandlungen geschädigt wurde. Und Sie? Daher kann nicht oft genug betont werden, dass eine zweite und dritte Meinung sinnvoll ist. Ein Arzt hat ein riesiges Spektrum an Pflicht-Informationen, die er laufend in seinen Praxisalltag einsortieren muss. Er kann gar nicht in allen medizinischen Bereichen auf dem neuesten Stand sein. Je mehr Zulauf der Arzt hat, umso weniger Zeit wird er für Fortbildungen haben (die von der Pharmaindustrie organisiert und bezahlt werden). Sie werden staunen, wie oft sich die therapeutischen Empfehlungen verschiedener Fachkräfte widersprechen. Das hilft zwar im ersten Moment nicht weiter – aber es verhindert vielleicht doch so manche vorschnelle,

unangemessene Operation oder Medikation. Das sollte Ihnen Ihr Körper wert sein. Sie haben nur den einen!
Ein Arzt ist auf Krankenkassen-Verordnung hin gezwungen, sämtliche Grundregeln einer soliden Diagnostik zu übergehen. Eine sogenannte Anamnese (das erste Gespräch eines Arztes oder eines Heilpraktikers mit einem neuen Patient) oder die gründliche Abfrage bei Therapieverläufen erfordert viel Zeit. Diese Leistung wird von den gesetzlichen Kassen mit ca. vier bis sechs Euro pro Termin entlohnt – selbst wenn das Gespräch eine Stunde dauert. Sind Sie bereit für einen Stundenlohn von vier Euro zu arbeiten? Erst wenn der Arzt „behandelt" (also spritzt, verbindet, röntgt, schneidet, verschreibt usw.), dann bekommt er noch etwas mehr von der Kasse bezahlt. Eine Kassen-Praxis rentiert sich erst, wenn ca. sechzig bis siebzig Patienten am Tag(!) durchgeschleust werden. Wussten Sie das?

Es mag sein, dass Ihnen spätestens bei den folgenden Zeilen etwas ungemütlich wird. Leider handelt es sich hier um Fakten. Dazu erst eine bemerkenswerte Geschichte, die sich mehrfach in Israel und Lateinamerika ereignete. Arzt-Streiks von jeweils durchgehend drei bis vier Monaten (nur mit ganz kleinen Notdiensten für Unfälle und Intensivmedizin) ergaben ein erfreuliches aber auch erschreckendes Ergebnis: Etliche Beerdigungsinstitute standen vor dem Bankrott, weil so wenige Menschen starben… Damit hatte niemand gerechnet. Das Ärzteblatt „British Medical Journal" berichtete, dass während der Streikmonate die Beerdigungen um ca. 40-50% zurückgingen. Nicht einmal in den Bereichen der Intensivmedizin und auf

Neugeborenenstationen führte die erheblich reduzierte Anwesenheit von Ärzten zu mehr Sterbefällen – eher das Gegenteil war der Fall…

Quellen:

Siegel-Itzkovich J: Doctors' strike in Israel may be good for health. BMJ. 2000 Jun 10;320(7249):1561. (BMJ)

Slater PE, Ever-Hadani P: Mortality in Jerusalem during the 1983 doctor's strike. Lancet. 1983 Dec 3;2(8362):1306.(Medline)

3. Steinherz R: Death rates and the 1983 doctors' strike in Israel. Lancet. 1984 Jan 14;1(8368):107.(Medline)

Das lässt tief blicken. Beispiel: Laut einer Zeitungsanzeige starben im Jahre 2011 in deutschen Krankenhäusern 50 000 Menschen an einer Sepsis. Die umgangsprachlich als „Blutvergiftung" bezeichnete Erkrankung ist häufig Folge von Lungenentzündungen oder Infektionen nach Operationen. (Quelle: Nürnberger Zeitung, 05.09.2014).
Ob das einen Zusammenhang haben könnte mit der bekannten Nebenwirkung vom Schmerzmittel Novalgin (bei uns weit verbreitetet besonders nach Operationen)? Entweder wird unsauber gearbeitet oder andere Faktoren, wie Nebenwirkungen von Medikamenten, sorgen für die jährliche Katastrophe. Stellen Sie sich mal vor, eine Bombe würde (jährlich) eine komplette Stadt wie Emden, Speyer oder Passau dem Erdboden gleich machen und alle Einwohner jeden Alters töten. Was für einen Aufschrei gäbe das!? Bei 50 000 stationären Klinikfällen mit „Blutvergiftung" als Todesfolge ist es merkwürdig und verdächtig leise. Das ist aber nur die Spitze des Eisbergs.

Nebenwirkung: Tod

Was, meinen Sie, ist die dritthäufigste Todesursache in Europa und den Vereinigten Staaten nach Herzinfarkt und Krebs? Nicht Schlaganfall, nicht Verkehrsunfälle, sondern Nebenwirkungen von Arzneimitteln. Dazu kommen tödliche Folgen nach Fehlbehandlungen und Fehldiagnosen in Kliniken und Sprechzimmern. Man stirbt nicht immer gleich nach einer Fehlbehandlung. Man kann auch jahrzehntelang unter Schmerzen leiden, die Fruchtbarkeit dauerhaft verlieren oder arbeitsunfähig werden. Es stimmt nachdenklich, wenn Bücher mit Titeln zu Bestsellern werden wie „Gesund – bis der Arzt kommt", „Nebenwirkung Tod", „Das Ärztehasserbuch: Ein Insider packt aus" usw.

Ich gehöre nicht zu den Ärztehassern. Mir sind Ärzte bekannt, die ich sehr schätze und deren Rat ich achte. Trotzdem denke ich selber über Möglichkeiten nach, um meinem Körper zu helfen – und ich gehe manchmal einen anderen Weg, als er mir vorgeschlagen wird.

So sollte es sein: Gelöbnisformel der heutigen Ärzte:

- „Bei meiner Aufnahme in den ärztlichen Berufsstand gelobe ich feierlich: mein Leben in den Dienst der Menschlichkeit zu stellen.
- Ich werde meinen Lehrern die schuldige Achtung und Dankbarkeit erweisen.
- Ich werde meinen Beruf mit Gewissenhaftigkeit und Würde ausüben.

- Die Gesundheit meines Patienten soll oberstes Gebot meines Handelns sein.
- Ich werde alle mir anvertrauten Geheimnisse auch über den Tod des Patienten hinaus bewahren.
- Ich werde mit allen meinen Kräften die Ehre und die edle Überlieferung des ärztlichen Berufes aufrechterhalten.
- Meine Kolleginnen und Kollegen sollen meine Schwestern und Brüder sein.
- Ich werde mich in meinen ärztlichen Pflichten meinem Patienten gegenüber nicht beeinflussen lassen durch Alter, Krankheit oder Behinderung, Konfession, ethnische Herkunft, Geschlecht, Staatsangehörigkeit, politische Zugehörigkeit, Rasse, sexuelle Orientierung oder soziale Stellung.
- Ich werde jedem Menschenleben von seinem Beginn an Ehrfurcht entgegenbringen und selbst unter Bedrohung meine ärztliche Kunst nicht in Widerspruch zu den Geboten der Menschlichkeit anwenden.
- Dies alles verspreche ich feierlich und frei auf meine Ehre."

Ein Arzt, der in dieser Weise Patienten begleitet und behandelt, ist ehrwürdig, verdient Respekt und Hochachtung. Wir kennen Ärzte, die genau so leben und behandeln – sie gehören leider zu der hochgeschätzten Minderheit. Was noch schlimmer ist, sie werden von den eigenen Kollegen denunziert, dem Ärzteverband als untragbar und nicht Leitlinien konform gemeldet – mit gravierenden Folgen. Sieht man sich heute die mehrheitliche Vorgehensweise in Sprechzimmern und Kliniken an, dann müsste die Gelöbnisformel folgendermaßen lauten:

❶ Bei meiner Aufnahme in den ärztlichen Berufsstand gelobe ich feierlich: mein Leben in den Dienst der Universitäten, Apotheken und Pharmafirmen zu stellen.

❷ Ich werde den Klinik-Chefärzten, medizinischen Firmen und Pharma-Referenten die schuldige Achtung und Dankbarkeit erweisen.

❸ Ich werde meinen Beruf nach wirtschaftlicher Rentabilität und Richtlinien des Deutschen Ärzteverbandes und der Kassennorm (GOÄ) ausüben.

❹ Die Behandlung meines Patienten soll in erster Linie dem Allgemeinwohl von Firmen, der Volkswirtschaft und der Rentabilität von Kliniken dienen.

❺ Ich werde alle mir anvertrauten Geheimnisse über Fehlbehandlungen auch über den Tod des Patienten hinaus wahren.

❺ Ich werde mit allen meinen Kräften die Ehre und die edle Überlieferung der manipulierten Studien aufrechterhalten.

❻ Meine Kolleginnen und Kollegen sollen meine Schwestern und Brüder sein, die ich niemals in Frage stellen werde und die ich immer verteidigen werde – selbst wenn ihnen schwere oder leichte Fehler passieren.

❼ Ich werde mich in meinen ärztlichen Pflichten den Patienten

gegenüber nicht durch widersprüchliche Symptome, Beobachtungen, sichtbare Veränderungen, Alter, Krankheit oder Behinderung, Konfession, ethnische Herkunft, Geschlecht, Staatsangehörigkeit, politische Zugehörigkeit, Rasse, sexuelle Orientierung oder soziale Stellung beeinflussen lassen.
...aber Privatpatienten sind mir trotzdem lieber.

❽ Ich werde nur demjenigen Menschenleben Ehrfurcht entgegenbringen, dem die eigene Mutter Existenzberechtigung gibt.

❾ Ich werde die Leitlinien des Ärzteverbandes nicht in Frage stellen und ohne jeden Widerspruch umsetzen – auch wenn sie im Gegensatz zu Ethik und gesundem Menschenverstand stehen.

Dies alles verspreche ich feierlich und frei auf meine Ehre.

Unangenehme Fragen an die Leitlinien-Medizin

Wie wissenschaftlich sind die „Normbereiche"? Wenn die Spanne von 70% der Durchschnittsbevölkerung als „normal" erklärt wird, dann setzt das voraus, dass diese 70% gesunde Menschen sind. Ist das so? Was ist mit all den Patienten, die bisher (oder für lange Zeit) fälschlicherweise unter dem Etikett „Fibromyalgie" oder einer anderen schwerwiegenden Diagnose „einsortiert" wurden? Was ist mit all den unzähligen AD(H)S-Diagnosen und Senioren, die dauerhaft mit Psychopharmaka ruhig gestellt werden? Bei wie vielen von ihnen liegt eine Fehldiagnose oder eine Wunschbehandlung vom überforderten Pflegepersonal vor?

❶ Könnte es sein, dass die heutige Leitlinien-Medizin in erster Linie Messwerte und Symptome behandelt?

❷ Sind Sie sich sicher, dass wirklich Ihre Gesundheit das therapeutische Ziel ist oder doch eher Ihr treuer Besuch in Praxis und Apotheke? Wo käme die Medizin hin, wenn die Patienten tatsächlich gesunden würden?

❸ Warum sind die Krankenkassen so wenig daran interessiert, dass Korruption und Fehlbehandlungen in der Medizin schärfer verfolgt werden? (Antwort: Weil in den Aufsichtsräten der Krankenkassen reihenweise Vertreter von Universitäten und Pharmazie sitzen.)

❹ Warum werden Zulassungsverfahren von Medikamenten von konkurrierenden Privatfirmen durchgeführt und nicht von einer staatlichen (hoffentlich neutralen) Stelle?

Warum verlieren so viele Menschen das Vertrauen zu Ärzten? Wir erwarten, dass ein Arzt alles richtig macht. Wir müssen den medizinischen Fachkräften, wie jedem Menschen, zugestehen, in der Einschätzung von Beschwerden oder Testberichten zu irren und dass es deshalb zu Behandlungsfehlern kommt. Das Mindeste wäre aber doch, in die Patientendaten Einsicht zu gewähren, sich zu entschuldigen und anzubieten, den Fehler (wenn möglich) wiedergutzumachen. Fühlen Sie sich in so einem Fall im Stich gelassen mit offensichtlichen oder vermuteten Behandlungsfehlern, dann setzen Sie sich mit der Notgemeinschaft Medizingeschädigter in Verbindung: www.bngm.de.

Korruption im Gesundheitswesen?

Leider ist das Gesundheitswesen ein besonders lukratives Gebiet, in dem Korruption wuchert. Sie wollen Beispiele? Bitte sehr:

❶ Arztabrechnungen an die Kasse werden maßlos übertrieben. (Beispiel: Nicht erbrachte oder unnötige Behandlungen werden abgerechnet).

❷ Absprachen, welche Apotheke die Medikamente in Altersheime liefern darf.

❸ Ärzte, die finanziell und materiell beteiligt werden, wenn sie möglichst viele Operationen in bestimmten Kliniken empfehlen. Besonders beliebt sind Schilddrüsen-, Gebärmutter- und Prostataentfernungen. Früher hat man serienweise Blinddarm und Mandeln herausoperiert.

❹ Impfserien und Vorsorgeuntersuchungen die eine konträre Studiengrundlage haben (HPV, Kinder- und Grippeimpfungen oder Mammographie).

❺ Medikamente, die ein fragwürdiges Risiko-Nutzen-Verhältnis haben (z.B. viele Chemotherapien) werden zur Zwangs-Leitlinie erhoben. Von freier Therapiewahl sind wir meilenweit entfernt!

❻ Verhinderung und Denunzierung von erfolgreichen, natürlichen Behandlungsweise und Wirkstoffen durch die Arzneimittelbehörden. (Beispiele: Stevia, Beinwell, Schöllkraut, Traubensilberkerze, tierisches Insulin, tierische Schilddrüsenprodukte, Cimicifuga, Strophanthin und viele andere, erfolgreiche pflanzliche Medikamente).

❼ Ärzte und Heilpraktiker, die an verordneten Medikamenten oder Tests heimlich mit verdienen.

❽ Empfängnisregelung mit ärztlicher Beteiligung und einseitiger Empfehlung.

❾ Kinderwunschmedizin oder auch „Reproduktionsmedizin".

❿ Studien (mit Wunschergebnis) werden von der Pharmazie gekauft – zugunsten der dafür verantwortlichen Professoren, die ihren Namen dafür hergeben.

⓫ Presseartikel und Medienbeiträge über neue Medikamente, Therapien und Geräte werden „gekauft". Im Gegenzug sorgen Professoren dafür, dass Konkurrenten oder Naturheilärzte auf schlimmste Weise denunziert werden. Das Ergebnis ist, dass die Naturmedizin mit sehr wirksamen Methoden immer mehr in andere Länder abwandert.

⓬ Selbst die Polizei und Justiz wird ge- oder missbraucht für den Feldzug gegen die unliebsamen, erfolgreichen Medikamente der Natur- und Pflanzenheilkunde.

Es ist ja heute ganz einfach mit dem Operieren. Wir haben viele Medikamente, die jedes fehlende Organ irgendwie ersetzen – so wird uns das zumindest versichert. Ohne Schilddrüse, Eierstöcke, Mandeln, Gebärmutter, Galle, Prostata, Hoden, Lymphknoten, Weisheitszähne, Magen, Beinvenen geht's doch auch!

Ich warte noch auf den Tag, wo es in Kliniken „Sonderangebote" gibt, wenn man gleich noch ein zusätzliches Organ mit entfernen lässt. Immerhin erspart man sich die Narkose und einen zweiten Krankenhausaufenthalt. Klingt das nicht sehr verlockend?

Kämpfen Sie mit uns darum, dass Korruption und Menschen verachtende Behandlungen aufhören und das ärztliche Handeln und Entscheiden wieder vertrauenswürdig und achtenswert wird. Eine interessante Internetseite heißt www.mezis.de. Dort finden Sie ein Engagement von Ärzten gegen die überhandnehmende Korruption im Medizinwesen. Solche Organisationen brauchen unsere Unterstützung!

Literatur, Webtipps und Bezugsadressen

Empfehlenswerte Literatur

Ernährung und Entgiftung:

- **»Comfrey - Was ist das?«**
  Autor: Abtei Fulda
  Verlag: Fulda - Abtei zur Heiligen Maria

- **»Das große Buch der Sprossen und Keime«**
  Autorin: Rose-Marie Nöcke
  Verlag: Heyne

- **»Die Ernährungslüge - Wie uns die Lebensmittelindustrie um den Verstand bringt«**
  Autor: Hans-Ullrich Grimm
  Verlag: Knaur

Fibromyalgie:

- **»Heilung ist möglich«**
  Autor: Prof. Dr. Johann Bauer
  Verlag: Midena

- **»Körper ohne Schmerz«**
  Autor: Prof. Dr. Johann Bauer
  Verlag: Prof. Dr. Johann Bauer

Mit Schmerzen und Behinderungen umgehen lernen:

- **»Ich fliege mit zerrissenen Flügeln«**
  Autor: Raphael Müller
  Verlag: Fontis Brunnen Basel

- **»Mein Leben ohne Limits«**
  Autor: Nick Vujicic
  Verlag: Brunnen Verlag GmbH

- **»Der Schrei meiner Seele«**
  Autor: Frank Peretti
  Verlag: Projektion J., Wiesbaden

Hormonregulierung:

- **»Wenn Körper und Gefühle Achterbahn spielen«**
  Autorin: Elisabeth Buchner
  Verlag: Familienverlag Buchner

- **»Hormone natürlich regulieren«**
  Autor: Günther Heepen
  Verlag: GU Verlag

Beziehungshilfen, Psychologie:

- Bücher von Christa Meves, www.christa-meves.eu

Wenn Körper und Gefühle Achterbahn spielen

von Elisabeth Buchner

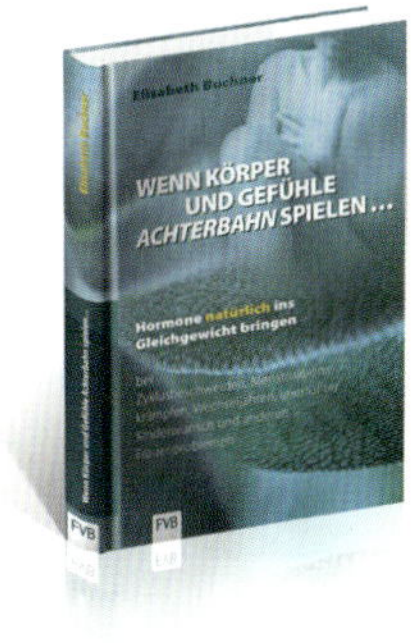

In die komplett überarbeitete achte Auflage unseres Klassikers wurden neue Erkenntnisse zu Schilddrüsenstörungen, Immunthematik und Kinderwunsch eingearbeitet. Neue Testerfahrungen und weitere pflanzliche Hilfen wurden ebenfalls hinzugefügt. Nachdem ich in den eigenen Wechseljahren viele neue Erfahrungen gemacht habe, ist das Kapitel der Wechseljahrthematik deutlich umfangreicher geworden. Natürlich wurden auch all die neuen Medikationsmöglichkeiten integriert.

Inzwischen liegen viele Jahre intensiver Beratungsarbeit hinter der Hormonselbsthilfe. Die Kontakte zu Experten, medizinischen Fachkräften und Heilpraktikern im Netzwerk ergänzten das Buch. Dafür bin ich sehr dankbar. Auch die Grafiken wurden neuen Erkenntnissen angepasst.

Webtipps und Bezugsadressen

www.fm-selbsthilfe-rmk.info
www.fibromyalgie-selbsthilfe-haan.de
www.fibromyalgie-sh-bruhrain.de
www.bag-selbsthilfe.de
www.kiss-mfr.de

Auf diesen Webseiten finden Sie Zugang zu **Selbsthilfegruppen** bezüglich Fibromyalgie, in verschiedenen Regionen Deutschlands.
In Selbsthilfegruppen sammelt sich viel alternatives Know-how, man knüpft neue Kontakte, trifft Gleichgesinnte, auch für gemeinsame Unternehmungen. Aber Vorsicht, nicht alles, was andere Betroffene erzählen, ist richtig. Nicht in jeder Gruppe fühlt man sich wohl. Hier heißt es abzuwägen, ob man in die Gruppe passt oder nicht. Zu beachten ist auch, dass die wenigsten Selbsthilfegruppen frei von Unterstützung aus dem Pharmabereich existieren können. Manche Vereinigungen sind letztlich ein verlängerter „Marketing-Arm" von Kliniken oder Unternehmen. Letzteres kriegen Sie sicher schnell heraus. Aus diesem Grund haben wir die Vereinsform der Hormonselbsthilfe sehr schnell beendet, um frei zu sein von Sponsorengeldern mit entsprechenden Gefälligkeitsdiensten und Empfehlungen. Selbsthilfegruppen gibt es in fast jeder größeren Stadt. KISS ist beispielsweise eine gute Kontakt- und Informationsstelle für Selbsthilfegruppen in Mittelfranken.

www.patientenberatung.de

Unter diesem Link findet man die **Unabhängige Patientenberatung Deutschland (UPD)**, eine Hilfestellung die Informationen für Patienten bietet, die mit ihrer Behandlung oder ärztlichen Fürsorge vor einer Operation nicht zurecht kommen. Die UPD berät z.B. bei Problemen mit Ärzten oder Krankenkassen, bei Fragen zum Leben mit einer Krankheit oder bei Fragen zu Medikamenten. Das Angebot ist kostenfrei, neutral und unabhängig. Die UPD wird finanziert durch den Spitzenverband Bund der Krankenkassen (GKV-Spitzenverband) und für die Beratung auf Türkisch und Russisch durch den Verband der Privaten Krankenversicherung (PKV).

www.mikrooek.de

Das **Institut für Mikroökologie** bietet labormedizinische Untersuchungen der Darmflora, der Mundflora und der Vaginalflora an. Außerdem werden Parameter an der Schleimhaut analysiert, die zum Beispiel Aussagen zu Entzündungen und Durchlässigkeit der Schleimhaut zulassen. Das Institut für Mikroökologie verbindet schulmedizinische und naturheilkundliche Ansätze. Um eine Diagnostik auf dem neuesten Stand zu bieten, arbeiten sie eng mit Universitäten zusammen.

www.lotus-cdl.de

Hier erhalten Sie **Informationen zu Chlordioxid** und DMSO.

www.bngm.de

Auf der Webseite wird die **Notgemeinschaft Medizingeschädigter in Bayern e.V.** vorgestellt. An sie kann man sich wenden, wenn der Verdacht vorliegt, dass die ärztliche Behandlung Schaden verursacht hat. Auch dem besten Gesundheitswesen unterlaufen Fehler. Aus diesem Grund hat die Notgemeinschaft Medizingeschädigter in Bayern e.V. für Patienten auf ihrer Webseite Informationen zusammengestellt, die wichtig sind, falls ein medizinischer Behandlungsfehler eingetreten ist. Diese Seiten sollen Hilfe im Umgang mit Ärzten und medizinischen Einrichtungen geben, in deren Hände sich Betroffene begeben. Die Notgemeinschaft Medizingeschädigter in Bayern e.V. möchte damit das Arzt-Patienten-Verhältnis positiv beeinflussen. Keinesfalls soll die medizinische Versorgung und die ärztliche Arbeit in Deutschland diskreditiert werden.

www.tu-dresden.de

Das **Institut für klinische Pharmakologie** an der Universität Dresden beschäftigt sich mit der Entwicklung, Validierung und Ausführung der Analytik von Wirkstoffen in biologischem Material für laufende Studien, Pharmakokinetik, Bioverfügbarkeit, Bioäquivalenz, Arzneistoffmetabolismus, Toxikologie, Therapeutisches Drug Monitoring, Produktkontrolle von Arzneistoffen, Automatisierung in der Probenvorbereitung und der Untersuchung von pharmazeutischer Produkte. Sie bieten Auskunft über Medikamente, Wechselwirkungen und Nebenwirkungen.

www.fms-bauer.com
www.youtube.com/watch?v=TyDRHewOQBs

Auf diesen Webseiten stellte Prof. Dr. Dr. med. Johann Bauer die **Quadrantenoperation** vor. Seine Praxis liegt in Baar (Schweiz).

www.mezis.de

"Mezis - Mein Essen zahl ich selbst" ist eine Initiative unbestechlicher Ärztinnen und Ärzte.

www.guaifenesin.de

Der amerikanische Arzt **Dr. R. Paul St. Amand** hat folgende These aufgestellt: Die Ursache für das FMS-Syndrom sei ein Gendefekt im Phosphatstoffwechsel. Um diesem Überfluss an Phosphat entgegenzuwirken, setzt Dr. Amand eine pflanzliche Substanz ein, die schon seit Jahrhunderten in der Gicht- und Rheumatherapie bekannt ist: Guaifenesin.

www.team-f.de

Team-F bietet Beratungsangebote für seelische Heilung und Beziehungshilfen.

www.bekaancoaching.de

Das **Coaching** und Supervisionsangebot richtet sich an Unternehmen, Einzelpersonen und Teams. Berufliche Fragestellungen zu den Bereichen Organisation, Kommunikation, Persönlichkeit und Aufgabe stehen hier im Mittelpunkt.

www.impfkritik.de
www.impfschaden.info

Sie suchen Sicherheit in der **Impffrage**? Diese Webseiten informieren sachlich und umfassend.

www.thyroid.about.com

Diese Webseite (auf Englisch) bietet sehr viele Informationen über **Schilddrüsenprobleme**.

www.nfp.de
www.familienplanung.de
www.perle-ev.de
www.iner.org

Natürliche **Methoden zur Empfängnisregelung**, die symptothermale Methode etc. werden auf diesen Webseiten erklärt.

www.zentrum-der-gesundheit.de/amoklauf-durch-psychopharmaka-ia.html

Interessanter Artikel über **Psychopharmaka** und Amokläufe.

www.nirakara.de/Aspartam.htm
www.myaspartameexperiment.net (englisch)

Diese Webseiten berichten über den Süßstoff **Aspartam** und seine Nebenwirkungen.

www.zentrum-der-gesundheit.de/zuckerlexikon.html

Zucker ist nicht gleich Zucker. Und es gibt nur wenige Süßungsmittel, die dem Körper nicht schaden. Welche das sind, erfahren Sie auf diesem Link.

Kliniken, die Schmerztherapien anbieten:

Die Qualität einer Klinik ist abhängig von ihrem Personal. Folgende **Kliniken bieten Schmerztherapien** oder **Hilfe bei Abhängigkeit von Schmerzmitteln** an. Frau Grooten empfiehlt Fibromyalgie-Betroffenen folgende Fachkliniken sehr:

Krankenhaus für Naturheilweisen
Seybothstr. 65
81545 München – Harlaching
www.krankenhaus-naturheilweisen.de

Fachklinik für Rehabilitation und Präventivmedizin
Kraichgau-Klinik Bad Rappenau GmbH
Fritz Hagner-Promenade 15
74906 Bad Rappenau
www.kraichgau-klinik.de

Hormonselbsthilfe

www.hormonselbsthilfe.de

- Die Hormonselbsthilfe ist eine unabhängige Initiative von Betroffenen und medizinischen Fachkräften.
- Zum Thema „Natürliches Hormon-Gleichgewicht" informiert und vernetzt die Hormonselbthilfe über Medien und Veranstaltungen.
- Die Arbeit finanziert sich durch Literatur, Vorträge, Seminare und Fortbildungen. Es handelt es sich um ein Netzwerk, in dem medizinische Fachkräfte neue und natürliche Wege der Hormonregulierung anbieten und Betroffene therapieren.
- Das Thema Hormone spricht Kinder, Jugendliche, Frauen und Männer jeden Alters an.

Das kostenfreie Service-Angebot der Hormonselbsthilfe:

- Internationale Vernetzung und Austausch medizinischer Fachkräfte.
- Auskunft zu allgemeinen Hormonfragen.
- Hilfe bei der Suche nach Ärzten und Heilpraktikern.
- Begleitung, Verknüpfung und Unterstützung von Selbsthilfegruppen.

Kostenpflichtiges Angebot:

Das medizinische Fachpersonal der Hormonselbsthilfe nimmt sich für Sie Zeit und schlägt mögliche Lösungsansätze vor, die Sie mit Ihrem regionalen Arzt / Heilpraktiker besprechen sollten. Die medizinischen Fachkräfte führen keine Behandlung durch, sondern unterstützen Betroffene und Fachkräfte in beratender Funktion. Wir bieten Maßnahmen an, um das hormonelle Gleichgewicht wieder herzustellen und zu erhalten. Es werden mögliche, hormonelle Zusammenhänge erläutert.

Ablauf der Beratung:

- Wir schicken Ihnen einen Fragebogen zu.
- Sie schicken uns einen ausgefüllten Fragebogen zurück.
- Gerne können Sie uns Ihre bisherigen Diagnosen und Testberichte schicken, zu denen Sie Fragen haben.
- Zeitnah rufen Sie uns an und vereinbaren einen passenden Telefontermin.
- Wir rufen Sie zu dem vereinbarten Termin an.
- Danach erhalten Sie von uns eine kurze Zusammenfassung sowie die Rechnung (Aktuelle Preise finden Sie im Internet und auf dem Fragebogen).

Fachschulungen:

Die Hormonselbsthilfe bietet Fachschulungen für Fachkräfte an. Auf der Webseite der Hormonselbsthilfe erhalten Sie Termine und Details der jeweiligen Schulungen.

censa
Centrum für Speichelanalyse

www.censa.de

Bei CENSA dreht sich alles um Hormone. Über den Speichel werden in einem dafür spezialisierten Partnerlabor die freien (für den Körper verfügbaren) Geschlechtshormone gemessen.

CENSA liefert nicht nur Daten. CENSA begleitet seine Kunden bei allen hormonellen Fragestellungen. So lässt sich bereits im Vorfeld klären, wie durch eine gezielte Testung unnötige Kosten gespart werden können. Sowohl die Messungen, als auch die individuell erstellten Kommentare (falls gewünscht), werden durch einen Arzt verifiziert.

Die Leistungen:

- CENSA informiert über ein gesundes Hormongleichgewicht und berät darüber, wie Geschlechtshormone über den Speichel gemessen werden können.
- Ein Speichelhormontest kann von zu Hause aus durchgeführt werden.
- CENSA koordiniert die Speichel-Hormontest-Abwicklung zwischen dem Kunden, dem Labor und der Beratungsstelle (Arzt, Heilpraktiker, Therapeut).
- CENSA erstellt Statistiken und Auswertungen hormoneller Zusammenhänge für wissenschaftliche Fragestellungen.
- Um Steroid-Hormonwirkungen bestimmter Produkte nach-

zuweisen, werden Messreihen durch Speichelhormontests entwickelt. (Wenn es um die hormonelle Wirkung bestimmter Medikamente, Kosmetika und Pflegemittel geht).

Lieferung:

- Der Kunde erhält von CENSA Speicheltestgefäße mit Gebrauchsanleitung zur Speichelentnahme, Fragebogen und Rechnung.

Durchführung:

- Der Kunde führt den Speicheltest durch und schickt diesen mit dem ausgefüllten Fragebogen im beigelegten, voradressierten Umschlag an das Labor.

Messung:

- Mit dem Zahlungseingang wird die Speichelprobe zur Testung im Labor freigegeben.

Ergebnis:

- Labormesswerte werden nach der Kommentierung und graphischen Ausarbeitung durch CENSA per Post oder E-mail an die Testperson und, falls vom Kunden gewünscht, an die Fachkraft geschickt.

Hinweise:

- CENSA erstellt keine Diagnosen.
- CENSA empfiehlt, den Test mit einem Arzt oder Heilpraktiker des Vertrauens zu besprechen.
- Geschulte medizinische Fachkräfte von CENSA und dem Hormonhilfe-Dienst geben Kunden bei Bedarf gerne Ratschläge zu Möglichkeiten von natürlichen Hormonhilfen.
- Die Erstattung der Testkosten ist zur Zeit nur über private Krankenkassen möglich.

CENSA bietet verschiedene Testpakete an:

Hormonprobleme treten beispielsweise auf bei Wechseljahrsthematik, während der Schwangerschaft, bei Zyklusverschiebungen, PMS, Prostata-Beschwerden, Haar- und Hautproblemen, Myomen, Libidoschwäche, Endometriose, Regelkrämpfen, ausbleibender Regel, zu starken Blutungen, Osteoporose, Kinderwunsch (Frau und Mann), bei der Einnahme der Pille, bei Gedächtnisschwäche, als Hormonreaktion auf Essstörungen, bei Tinnitus, Hysterektomie, Hormonring oder Hormonpflaster, Sterilisation, Zysten, Migräne, Bettnässen oder Allergien sowie Gewichtsproblemen. Auch bei Infektanfälligkeit und Schilddrüsenproblemen kann ein Speichelhormontest Auskunft geben, ob die Steroidhormone im Gleichgewicht sind. Ebenso bei Burnout, Angstattacken, Ekzemen, starken Entzündungen, Leistungsschwäche, AD(H)S, Depression, Erektions- und Orgasmusstörungen, nach Trauma, chronischen Erkrankungen, Entwicklungsverzögerungen bei Kindern, während extremer Belastungszeiten, bei Tumoren und

Diabetes. Auch trockene Schleimhäute (HNO, Gelenke, Blase, Scheide...) können auf einen Hormonmangel hinweisen. Der Speichelhormontest kann Aufschluss bei Autoimmunerkrankungen geben. Schlafstörungen können durch Verschiebungen im Hormongleichgewicht sowohl verursacht als auch verstärkt werden.

Stichwortverzeichnis

A

B

C

D

Z

Bildnachweis

Umschlagfoto: ©moodboard : yaymicro.com - Young woman sorrounded by thrown knives against blue background
Seite 22: ©clintonjohnston: Istockphoto.com - Human female front and back
Seite 28: ©Hormonselbsthilfe (Julia Danisch)- Querschnitt durch die Haut
Seite 48: ©Hormonselbsthilfe (Eva Dorsch) - Cortisolausschüttung im Tagesverlauf
Seite 81: ©Hormonselbsthilfe - (Istockphoto.com/Julia Danisch) Vorlage, um meine Schmerzpunkte für den Arzt einzuzeichnen
Seite 77: ©Brigitte Grooten - Portrait im Strandkorb
Seite 79: ©Brigitte Grooten - Portrait im Sonnenblumenfeld
Seite 94: ©Brigitte Grooten - Portrait auf dem Bootssteg
Seite 117: ©Prof. Dr. Dr. med. Johann Bauer - Quadrantenoperation
Seite 121: ©Prof. Dr. Dr. med. Johann Bauer - Operationsnarbe
Seite 132: ©Brigitte Grooten - Portrait auf dem Bootssteg 2
Seite 127: ©Brigitte Grooten - Zeitungsartikel
Seite 150: ©Julia Danisch - Strand
Seite 153: ©Brigitte Grooten - Familienbild
Seite 156: ©F.Schmidt: Fotolia.com - Schmerztabletten
Seite 160: ©Hormonselbsthilfe (Istockphoto.com/Julia Danisch)- Oxytocinmassage
Seite 167: ©spline_x: Fotolia.com - Symphytum (comfrey)
Seite 164: ©pacco1717: Fotolia.com - Tape
Seite 182: ©rdnzl: Fotolia.com - Zucker
Seite 177: ©fotoknips: Fotolia.com - Kresse
Seite 178: ©Julia Danisch: Apfel mit Herz
Seite 184: ©Kenishirotie: Fotolia.com - Turmeric
Seite 189: ©Picture Partners : Fotolia.com - Spa still life
Seite 190: ©Julia Danisch: Sinneswahrnehmung
Seite 214: ©Hormonselbsthilfe (Julia Danisch) - Darmzotte
Seite 223: ©Picture Partners: Fotolia.com - Coconut oil and fresh coconut
Seite 225: ©Hormonselbsthilfe (Istockphoto.com/Julia Danisch) - Leber

Seite 232: ©Hormonselbsthilfe - Salbei

Seite 246: ©Hormonselbsthilfe (Julia Danisch) - Anamnesebogen

Seite 265: ©Hormonselbsthilfe - Wenn Körper und Gefühle Achterbahn spielen